老年健康秘籍

刘晓俊　徐　勇　主编

U0278255

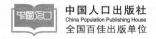

中国人口出版社
China Population Publishing House
全国百佳出版单位

图书在版编目（CIP）数据

老年健康秘籍 / 刘晓俊，徐勇主编 . -- 北京：中国人口出版社，2023.1（2024.10 重印）

ISBN 978-7-5101-8144-3

Ⅰ . ①老…　Ⅱ . ①刘…②徐…　Ⅲ . ①老年人－保健

Ⅳ . ① R161.7

中国版本图书馆 CIP 数据核字（2021）第 231878 号

老年健康秘籍
LAONIAN JIANKANG MIJI

刘晓俊　徐　勇　主编

责 任 编 辑	张宏君
装 帧 设 计	华兴嘉誉
责 任 印 制	仼伟英　工艳如
出 版 发 行	中国人口出版社
印　　　刷	小森印刷（北京）有限公司
开　　　本	710毫米×1000毫米　1/16
印　　　张	12.25
字　　　数	132千字
版　　　次	2023年1月第1版
印　　　次	2024年10月第3次印刷
书　　　号	ISBN 978-7-5101-8144-3
定　　　价	39.80元

电 子 信 箱　rkcbs@126.com
总编室电话　（010）83519392　　发行部电话　（010）83557247
办公室电话　（010）83519400　　网销部电话　（010）83530809
传　　　真　（010）83519400
地　　　址　北京市海淀区交大东路甲 36 号
邮　　　编　100044

编 委 会

前言

　　老年人是人口的重要组成部分，是社会的宝贵财富，老年人健康快乐更是社会文明进步的重要标志。我国是世界上老年人口最多的国家。党的十八大以来，我国卫生健康事业取得了长足发展，人均预期寿命也从 2010 年的 74.8 岁提高到 2019 年的 77.3 岁。人口老龄化进程加深，与寿命的长度相比，个体的寿命质量越来越受到全社会的广泛关注。《健康中国行动（2019—2030 年）》提出开展"老年健康促进行动"，对于提高老年人的健康水平、改善老年人生活质量、实现健康老龄化具有重要意义。

　　"莫道桑榆晚，为霞尚满天。"虽然我们无法抗拒生命发展的规律，但能通过养成良好的生活习惯、建立健康的生活方式，来保证老年的生活质量、提升生命品质。因此，无论是每个家庭，还是老年人本身，都需要掌握一定的健康知识和科学的生活方式。为此，我们编写了这本《老年健康秘籍》。

　　本书对老年人的生理特点、老年人膳食营养、体育锻炼、定期体检、健康管理、心理健康、合理用药、家庭支持等方面进行了较为全面而具体的介绍。在编写本书的过程中，编者查阅了大量资料，访问了专家学者，注重内容的科学性、指导性和实用性。

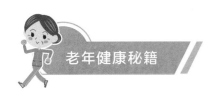
此外，本书脉络清晰，语言简洁，内容全面，通俗易懂，简洁明了。

本书不仅是老年健康管理手册，也是不可多得的中老年幸福生活指南。希望老年朋友通过阅读此书，能得到预防衰老、延年益寿的启迪，也希望本书能成为老年人的知音和益友。

由于时间仓促，编者水平有限，缺点和错误在所难免，敬请读者批评指正。

编　者

2022 年 3 月

目 录
CONTENTS

第四章 定期体检，提前发现疾病苗头   085

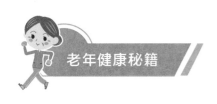

第七章 用药如用兵，安全是第一要务 141

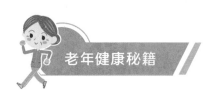

第 一 章

老年，人生的新阶段

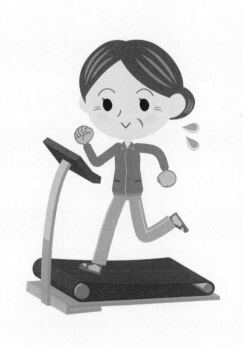

1. 你知道多少岁算老吗？

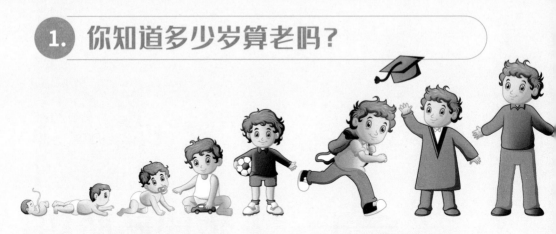

从幼年到成年再到老年，是人类不可抗拒的客观规律

一寸光阴一寸金，寸金难买寸光阴。时间最是无情。从呱呱坠地、牙牙学语，到蹒跚学步、步入学堂，再到成家立业、儿孙满堂，大多数人的人生都会遵循这一规律，而从幼年到成年再到老年，更是人类不可抗拒的客观规律。

老年是指人生命过程中的最后一个时期，是随着人体结构功能的衰老，劳动和生活等能力显著降低的一个阶段。

根据1996年颁布的《中华人民共和国老年人权益保障法》，我国老年人是指60周岁以上的公民。按世界卫生组织的划分，60～75周岁为年轻老年人，75～90周岁为老年人，90周岁以上为长寿老人。

衰老是生命不可抗拒的自然规律。通常意义上的衰老是指人体器官结构和功能的退行性改变。随着年龄增加，老年人器官功能可能会出现不同程度的衰退，会出现许多障碍和病变。

老年人生理机能出现退行性改变，是衰老过程的反映。随着

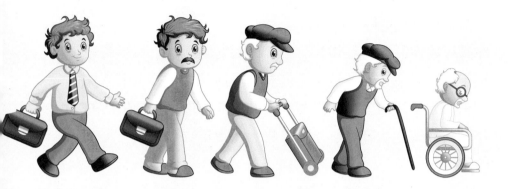

老龄化的进展，主要器官系统的功能储备减退十分明显。老化带来的各脏器结构和功能的改变明显降低各种疾病发生的最低值，加上未显现的亚临床疾病，均使得老年人维持机体内稳态的储备力下降。随着年龄的增加，老年人的慢性疾病逐渐累积并且容易急性进展甚至陷入恶性循环。

衰老虽然不可避免，但良好的饮食习惯和适当的运动，可以延缓衰老的步伐并降低生病的概率。

"莫道桑榆晚，为霞尚满天。""老骥伏枥，志在千里。烈士暮年，壮心不已。"老年并不意味着结束，它是人的生命的重要阶段，是生命历程的一个新起点，是仍然可以有作为、有进步、有快乐的重要人生阶段。

正如古罗马著名哲学家西塞罗劝告那些抱怨老年来得太快的人：有什么理由说成年人很快地步入老年，要比儿童很快地长成大人更快呢？西塞罗开导那些讨厌老年的人，不要认为老年就是

一种负担，不要陷入"人人都希望活到老年，然而到了老年又都抱怨"的怪圈。"本身不知道如何过一种愉快而幸福的生活的人，无论什么年纪都会觉得活得很累。"

在其经典作品《论老年》一书中，西塞罗指出：晚年的最佳保护铠甲是一段在它之前被悉心度过的生活，一段被用于追求有益的知识、光荣的功绩和高尚的举止的生活；过着这种生活的人从青年时代就致力提升自己，而且将会在晚年收获它们产生的最幸福的果实……

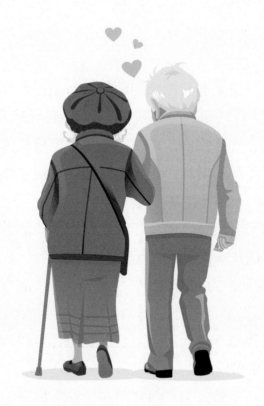

2. 揭开老年人身体的秘密

感觉器官

感觉器官是人体与外界环境发生联系，感知周围事物变化的一类器官。主要包括眼、耳、鼻、舌、皮肤等。

皮肤覆盖于人体表面，由表皮和真皮两部分组成，它是人体的第一道防线，能阻挡异物和病原体的入侵，防止体液的丢失。皮肤内含有丰富的感觉神经末梢，可以感受外界的多种刺激，能调节体温。

随着年龄增长，感觉器官的适应性变化较为明显。主要表现为视力明显减退，出现老花眼，有些老年人会出现白内障、青光

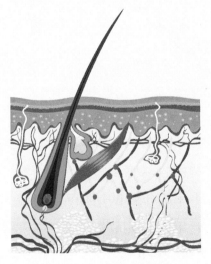
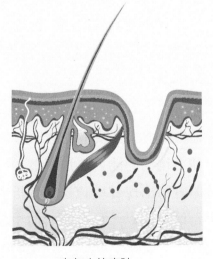

年轻人的皮肤　　　　　　　老年人的皮肤

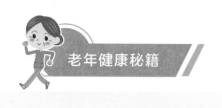

眼等；听力下降，70 岁以后尤为明显；味觉、嗅觉、皮肤感觉在 60 岁以后都有明显下降。

老年人颜面及全身的皮肤会变得松弛，出现老年斑和皱纹，头发变花白，指（趾）甲变厚。

运动系统

运动系统由骨、骨连接和骨骼肌三部分组成，这三个部分的重量约占成人体重的 60%。全身的骨借助骨连接构成人体的支架，即为骨骼。在运动中，骨起杠杆作用，关节是运动的枢纽，骨骼肌则是动力器官。

人体的运动功能在 20 岁时达到顶峰，20 岁以后逐渐下降。

老年人的骨骼肌收缩功能随年龄增长直线下降，从

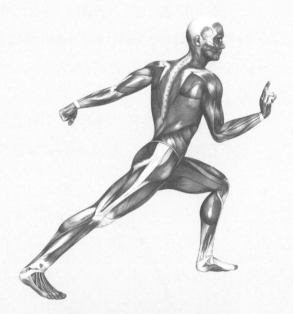

骨骼肌是运动系统的动力部分

事体力运动的能力迅速降低，因此特别容易感到疲劳；老年人的骨骼容易出现骨质疏松，骨折的发生率随年龄的增加而增加，年龄每增加 5 岁，骨折率增加 1 倍；老年人的关节炎增多，主要表现为关节僵硬、疼痛、积液、活动受限或畸形等。

消化系统

人体的消化系统是将摄取的食物进行物理性和化学性消化，吸收营养物质，并将食物残渣排出体外的系统。该系统由消化管（口腔、咽、食管、胃、小肠和大肠）和消化腺（大唾液腺、肝脏、胰腺等大消化腺和消化管壁内的许多小腺体）组成。

老年人消化道和消化腺出现衰退性变化，消化和吸收功能都逐渐减退。主要表现为：牙齿松动、脱落，咀嚼功能下降；胃、肠的运动功能下降，蠕动缓慢，排空速度减慢，机械消化能力下降，故老年人易腹胀、便秘。

老年人肝脏的解毒能力下降，胆囊变小、囊壁增厚、弹性减少、胆汁浓缩，容易形成胆结石；胰岛萎缩，胰岛素分泌量随之减少，因此，易患糖尿病。

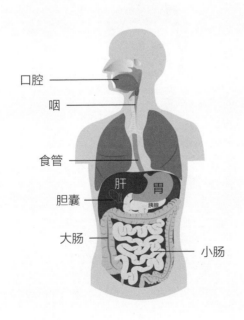

呼吸系统

　　人体的呼吸系统是由呼吸道（鼻腔、咽、喉、气管、支气管）和肺组成的，其主要功能是输送气体和与外界环境进行气体交换，此外还有湿化、温化、净化气体，以及嗅觉、发音、免疫、代谢等功能。

　　人在 25 岁以后，呼吸系统开始老化，呼吸功能开始减退，60 岁以后老化现象日趋明显。

　　鼻腔、咽、喉的老化，使得老年人容易口渴、易发生吞咽障碍等；呼吸肌衰退、气道阻塞及肺功能减弱，使得老年人更易发生呼吸困难，导致慢性支气管炎、肺炎、肺气肿或慢性阻塞性肺病等。

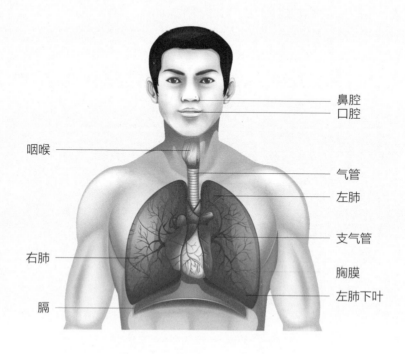

泌尿系统

泌尿系统由肾、输尿管、膀胱和尿道组成，其主要功能是排出机体新陈代谢产生的废物（如尿素、尿酸、肌酐）和多余的无机盐、水等，以保持机体内环境的平衡和稳定。

肾生成尿液，由输尿管输送到膀胱暂时储存，当尿液达到一定量后，经尿道排出。此外，肾还有内分泌功能，能产生肾素等。

老年人常出现肾动脉硬化，导致肾血流量减少，出现多尿、夜尿。老年人的膀胱肌肉萎缩，收缩无力，容量减少，括约肌萎缩，易出现尿频、夜尿量增多、排尿无力或不畅等。

老年女性可因盆底骨骼肌松弛，膀胱尿道口处呈漏斗样膨出，引起尿失禁。

男性的前列腺在60岁之后逐渐萎缩，前列腺结缔组织增生，压迫尿道或形成尿路梗阻，易造成膀胱尿潴留、肾积水等病症。

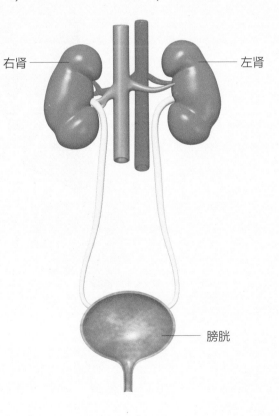

右肾

左肾

膀胱

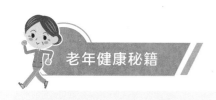

生殖系统

生殖系统的功能是繁殖后代和形成并保持第二性征。男性生殖系统和女性生殖系统都包括内生殖器和外生殖器两部分。

男性生殖系统的内生殖器由生殖腺（睾丸）、输送管道（附睾、输精管、射精管、尿道）和附属腺（精囊腺、前列腺、尿道球腺）组成，外生殖器包括阴囊和阴茎。

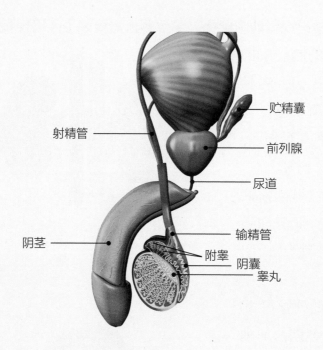

老年男性的生殖系统的主要变化为睾丸重量逐渐减轻，体积缓慢缩小，功能逐渐衰退，附属生殖器官出现退行性改变，生殖能力随之减弱并最终丧失。

女性内生殖器由生殖腺（卵巢）、输送管道（子宫、输卵管、阴道）和附属腺（前庭大腺）组成，外生殖器即外阴。

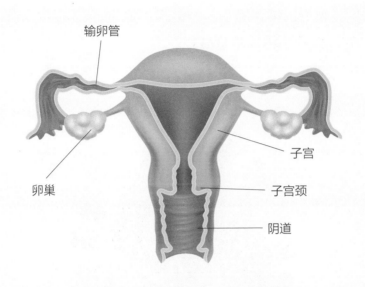

女性到了绝经期后，内外生殖器官逐渐萎缩，雌性激素的丧失可能会导致其患骨质疏松症；阴道的正常酸性环境难以维持，对病原微生物的抑制能力减弱，自洁能力下降，因此易患老年性阴道炎。

脉管系统

脉管系统是一个密闭而连续的管道系统，包括心血管系统（心脏和血管）和淋巴系统（淋巴管道、淋巴器官和淋巴组织）两部分，其主要功能是将营养物质、氧气及激素等运送到全身各器官、组织和细胞；同时又把它们的代谢产物运送至肺、肾和皮肤

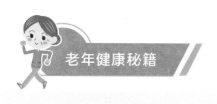

等器官排出体外，以保证人体活动的正常进行。

心血管系统的老化一般从 30 岁开始，随着年龄的增长，心脏重量逐渐增加，平均每年增加 1 ~ 1.5 克。淋巴组织随年龄的增长而老化、减少，体积缩小，纤维组织增生。65 岁以后脾脏逐渐萎缩，70 岁以后扁桃体重量减轻。

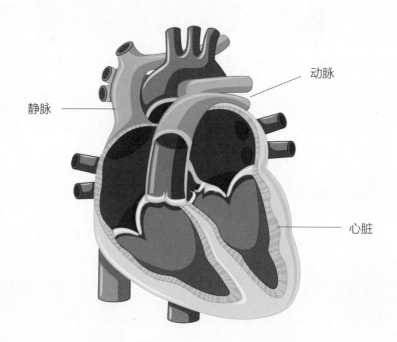

人到老年，即使在健康状况下，心脏组织也会产生明显的退行性改变。如心肌纤维减少，脂肪组织增加。这使得心肌顺应性和收缩效率降低，功能明显减退，容易发生心力衰竭。

心血管系统的普遍改变是血管弹性纤维减少，动脉粥样硬化，造成管腔变硬和变窄，导致器官血流量减少，故易引起老年人血压增高，心肌缺血。

老年期，人体各种类型的淋巴细胞数量比例失调和活动改变，使机体防御感染的能力减弱，自身稳定功能紊乱和免疫监视功能减退。因此，老年人易受到细菌和病毒感染，自身免疫性疾病发生率也较高。

神经系统

神经系统由脑和脊髓及与之相连的脑神经、脊神经等组成。神经系统一方面通过直接或间接地调节体内各器官、组织和细胞的活动，使之成为统一的整体；另一方面使人体适应内、外环境的变化，在人体中起主导作用。

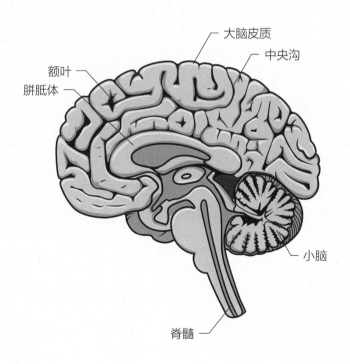

大脑皮质
中央沟
额叶
胼胝体
小脑
脊髓

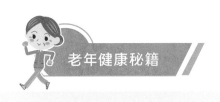

与年轻时相比，进入老年后的大脑体积会缩小，脑重减轻，脑细胞逐渐萎缩，脑脊液增多；脑血管发生不同程度的硬化，血流量减少，脑组织内营养物质的合成和代谢水平降低，氧供应不足，出现记忆力减退，视力和听力减弱，反应迟钝及运动不准确等功能衰退的表现。有调查显示，约半数65岁以上身体状况正常的老年人，脑部都发现有缺血性病灶。

老年人脑内多种神经递质活性下降，导致健忘、智力减退、性格改变等；神经中枢兴奋性减低，神经细胞恢复过程延长，导致注意力不集中、对新鲜事物不敏感、想象力衰退、动作迟缓、痴呆等；中枢抑制过程减弱，导致睡眠不佳等。

内分泌系统

内分泌系统是由内分泌腺和分散于各器官组织中的内分泌细胞所组成的机能调节系统，与神经系统密切联系，互相配合，共同调节机体的各种活动，维持人体内环境相对稳定。

内分泌腺主要包括垂体、甲状腺、甲状旁腺、肾上腺等。

老年人甲状腺分泌和代谢功能明显下降，易出现怕冷、不爱运动、容易疲劳以及体重增加、皮肤干燥等症状。另外，甲状腺的功能减退时，血中的胆固醇增加，也会增加发生动脉粥样硬化的可能性。老年女性绝经后雌激素分泌减少，易导致骨质疏松。

肾上腺是人体重要的内分泌器官，随着年龄的增加，其储备力降低，机体的应急能力明显下降，尤其对感染、创伤及大手术等外来的有害刺激的应急能力下降得更为明显。由于肾上腺皮质可代偿部分睾丸的功能，代为发挥性腺的作用，故有些60～70岁甚至更高龄的男性还有性要求。但一般情况下，老年人肾上腺雄激素的分泌会减少一半，或完全消失。

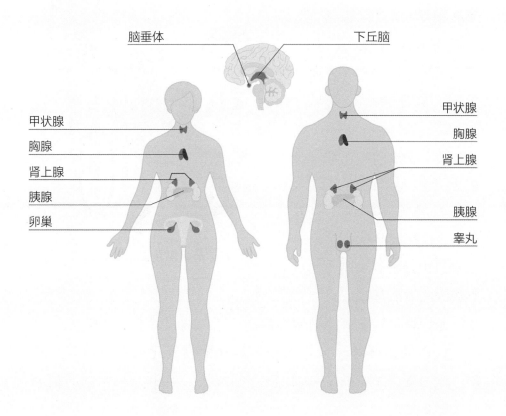

脑垂体　下丘脑

甲状腺
胸腺
肾上腺
胰腺
卵巢

甲状腺
胸腺
肾上腺
胰腺
睾丸

3. 预防老年病，做个健康人

老年病是指老年人多发的疾病，是在器官老化基础上发生与退行性改变相关的疾病。

通常可将老年病分为急性疾病、慢性疾病及特有疾病3种。

急性疾病：指衰老使机体免疫功能减退而引起的急性疾病，

如老年肺炎等感染性疾病。肺炎已占高龄老年人直接死因的首位。

慢性疾病：指起病缓慢或病程迁延的疾病，病程一般在 6 个月以上，如高血压、冠心病、脑血管病、恶性肿瘤及糖尿病等。

特有疾病：指多发生于老年人群的特有病症，如老年性痴呆、老年性耳聋、白内障等。器官组织退行性改变是此类疾病的发病基础。

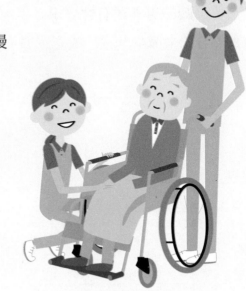

老年病恢复慢，易复发

无论是急性疾病还是慢性疾病，老年病有以下几个特点。

1.患病多样性。老年人很容易在器官老化的基础上发生疾病，而且是多种疾病同时存在。据统计，老年人平均同时患有 4～6 种疾病。

2.症状和特征的不典型性。老年人对于疼痛和疾病的反应会变得不敏感，病症往往容易被忽略，因此也容易延误治疗。

3.发病急且快。老年人发病后，病情可能迅速恶化，甚至危及生命。

4.容易引发并发症。老年人的免疫功能低，抵抗力差，对外界微生物及其他刺激物的防御能力也弱，患病时容易发生并发症。

5.对治疗反应差。对于同样的药物，老年人比青壮年耐受性更差，而且容易出现不良反应，导致治疗效果差。另外，由于老年人用药较多、药物之间的相互作用也会影响疾病的治疗效果。

6.病程长，恢复慢，易复发。老年人疾病症状和体征的不典型，会造成病程较长，同时老年人脏器功能减弱，在恢复方面也比较缓慢，很难恢复到患病前的健康状况。各种疾病稍不注意，就容易复发。

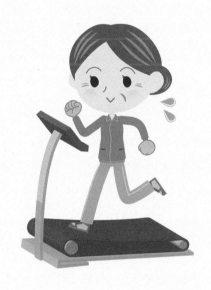

虽然老年病的发生率较高，但依旧可以通过运动、饮食、体检、提前干预等方式进行预防。做一个健康的老年人，并不是一句空话，而是完全可以做到的。

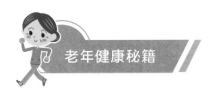
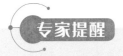

怎样才算是一个健康的老年人

能吃、能喝、能睡、能说、能走、能排便是老年人最基本的生活需求，还可以用"吃得快、便得快、睡得快、说得快、走得快"的健康标准来简单衡量老年人的健康水平。

中华医学会老年医学分会发布的中国健康老年人标准包括以下内容。

1.重要脏器的增龄性改变未导致功能异常，无重大疾病。相关高危因素控制在与其年龄相适应的达标范围内，具有一定的抗病能力。

2.认知功能基本正常，能适应环境，处事乐观积极，自我满意或自我评价好。

3.能恰当处理家庭和社会人际关系，积极参与家庭和社会活动。

4.日常生活活动正常，生活能自理或基本自理。

5.营养状况良好，体重适中，保持良好的生活方式。

第二章

重返年轻的饮食术

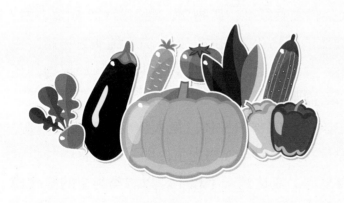

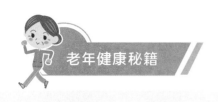
1. 吃法决定活法，正确饮食要注意这些事儿

民以食为天，不同的食物所含的营养价值各异，在物质生活日益丰富的今天，老年人更应该注重营养均衡、粗细搭配。

食物多样，谷物为主，粗细搭配

食物可以分为五类：第一类为谷物和薯类，谷类包括米、面、杂粮，薯类包括马铃薯、甘薯、木薯等，主要提供碳水化合物、蛋白质、膳食纤维及 B 族维生素；第二类为动物性食品，包括肉、禽、鱼、奶、蛋等，主要提供蛋白质、脂肪、矿物质、维生素 A、B 族维生素和维生素 D；第三类为豆类和坚果，包括大豆、其他干豆类及花生、核桃、杏仁等坚果类，主要提供蛋白质、脂肪、膳食纤维、矿物质、B 族维生素和维生素 E；第四类为蔬菜、水果和菌藻类，主要提供膳食纤维、矿物质、维生素 C、胡萝卜素、维生素 K 及有益健康的植物化学物质；第五类为纯能量物质，包括动植物油、淀粉、食用糖和酒类，主要提供能量，动植物油还可提供维生素 E 和必需脂肪酸。

谷类食物是中国传统膳食的主体，是人体能量的主要来源，也是最经济的能源食物。提倡以谷物为主，即强调膳食中谷类食物应是能量的主要来源，应达到一半以上。以谷类为主的膳食模式既可提供充足的能量，又可避免摄入过多的脂肪及含脂肪较高的动物性食物，有利于预防相关慢性病的发生。要坚持以谷类食物为主，应保持每天膳食中有适量的谷类食物，一般成年人应

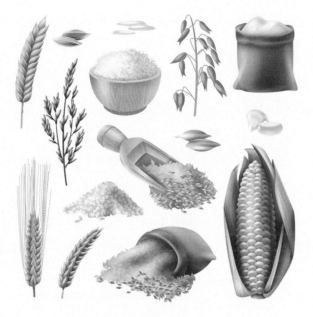

谷类食物可提供充足的能量

摄入 250 ～ 400 克。

　　另外需要注意粗细搭配，经常吃一些粗粮、杂粮和全谷类食物。每天最好能吃 50 ～ 100 克。稻米、小麦不要研磨得太精细，否则谷类表层所含的维生素、矿物质等营养素和膳食纤维大部分会流失到糠麸之中。适当多吃粗粮有利于预防肥胖和糖尿病等慢性疾病。

多吃蔬菜水果和薯类

　　新鲜蔬菜水果是人类平衡膳食的重要组成部分。蔬菜水果是维生素、矿物质、膳食纤维和植物化学物的重要来源，水分多，能量低，对保持身体健康，保持肠道功能正常，提高免疫力，降

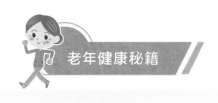

低肥胖、糖尿病、高血压等慢性疾病的患病风险具有重要作用。

中国营养学会推荐我国成年人每天吃蔬菜不低于 300 克，水果 200 ～ 350 克，并注意增加薯类的摄入。最好深色蔬菜应占每天食用的蔬菜种类的一半。深色蔬菜是指深绿色、红色、橘红色、紫红色的蔬菜，富含胡萝卜素，也是居民膳食中维生素 A 的主要来源。此外，深色蔬菜还含有其他多种色素物质，如叶绿素、叶黄素、番茄红素、花青素等。

合理烹饪蔬菜有其正确的方法，需要遵循先洗后切、急火快炒、开汤下菜、炒好即食的原则，以保留蔬菜的营养价值。

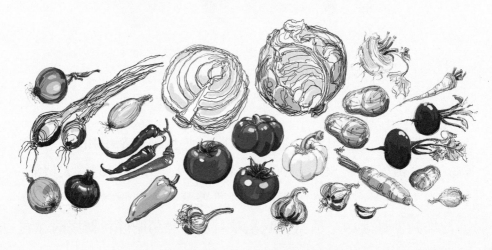

深色蔬菜应占每天食用的蔬菜种类的一半

尽管蔬菜和水果在营养成分与促进健康方面有很多相似之处，但它们毕竟是两类不同的食物，其营养价值各有特点。一般来说，蔬菜品种远远多于水果，而且多数蔬菜（特别是深色蔬菜）的维生素、矿物质、膳食纤维和植物化学物的含量高于水果，所以水果不能代替蔬菜。在膳食中，水果可以补充蔬菜摄入的不足。水果中的碳水化合物、有机酸和芳香物质比新鲜蔬菜多，且水果食用前不用加热，其营养成分不受烹饪因素的影响，因此蔬菜也不能代替水果。推荐每餐有蔬菜，每日吃水果。

每天食用奶类、大豆或其制品

奶类营养成分齐全，组成比例适宜，容易消化吸收。奶类除含丰富的优质蛋白质和维生素外，含钙量较高，且利用率也很高，是钙质的极好来源。建议每人每天饮奶 300 克或食用相当量的奶制品。对于饮奶量更多或有高血脂和超重肥胖倾向者，应选择减脂、低脂、脱脂奶及其制品。

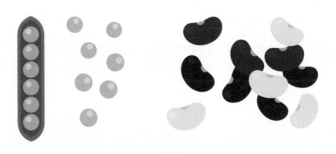

豆类是重要的优质蛋白质来源

大豆含丰富的优质蛋白质、必需脂肪酸、B 族维生素、维生素 E 和膳食纤维等营养素，且含有磷脂、低聚糖、异黄酮、植物固醇等多种植物化学物质。大豆是重要的优质蛋白质来源，营养丰富且具有多种健康功效，尤其适合老年人和心血管疾病患者，建议老年人每天摄入 40 克大豆或其制品。40 克大豆分别相当于 200 克豆腐、100 克豆腐干、30 克腐竹、700 克豆腐脑、

800 克豆浆。

大豆及其制品营养丰富，且易于消化吸收，其饱和脂肪酸、碳水化合物含量低于牛奶，也不含胆固醇，适合于老年人及心血管病患者食用。但豆浆中钙和维生素 C 的含量远低于牛奶，锌、硒、维生素 A、维生素 B_2 的含量也比牛奶低，它们在营养上各有特点，二者最好每天都饮用。

常吃适量的鱼、禽、蛋和瘦肉

鱼、禽、蛋、瘦肉均属于动物性食物，是人类优质蛋白质、脂类、脂溶性维生素、B 族维生素和矿物质的良好来源，是平衡膳食的重要组成部分。动物性食物中的蛋白质不仅含量高，而且氨基酸组成更适合人体需要，但动物性食物一般都含有一定量的饱和脂肪酸和胆固醇，摄入过多可能增加患心血管病的风险。

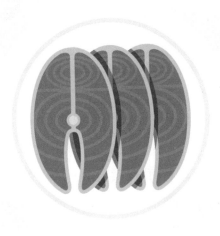

鱼肉中含有较多的不饱和脂肪酸

鱼、禽、蛋、瘦肉是营养价值很高的食物，其中每类食物所含的营养成分都有各自的特点，因此需要合理选择、充分利用。

鱼、禽类与畜肉相比，脂肪含量相对较低，不饱和脂肪酸含量较高。特别是鱼类，含有较多的不饱和脂肪酸，对预防血脂异常和心脑血管等疾病具有重要作用，因此宜作为首选食物。

目前我国居民肉类摄入仍然以猪肉为主，但由于猪肉的脂肪含量较高、饱和脂肪酸较多，不利于心脑血管病、超重、肥胖等疾病的预防，因此应降低其摄入比例。

蛋类的营养价值较高，蛋黄中维生素和矿物质含量丰富，且种类较为齐全，所含卵磷脂具有降低血胆固醇的作用。但蛋黄中的胆固醇含量较高，不宜过多食用，正常成人每日以吃一个鸡蛋为宜。

动物肝脏中脂溶性维生素、B 族维生素和微量元素含量丰富，适量食用可改善我国居民维生素 A、维生素 B_2 等营养欠佳的状况。但动物的脑、肾、大肠中含有大量胆固醇和饱和脂肪酸，大量食用有升高血脂的危险。

减少烹调油用量，吃清淡少盐膳食

烹调油是提供人体所需脂肪的重要来源，包括植物油和动物油。动物油含脂肪 90% 左右，还含有胆固醇。植物油一般含脂肪 99% 以上，不含胆固醇，且是我国居民维生素 E 的首要来源。大豆油、花生油、菜籽油、玉米油、芝麻油、棉籽油、橄榄油等，由于脂肪酸构成的不同，又各具营养特点。橄榄油、油茶籽油的单不饱和脂肪酸和脂肪酸含量较高；菜籽油中含有较多可能对健

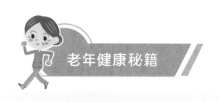

康不利的芥酸；玉米油、葵花籽油富含亚油酸；大豆油富含两种人体必需的脂肪酸——亚油酸和α-亚麻酸，这两种人体必需的脂肪酸具有降低血脂、胆固醇及促进孕期胎儿大脑生长发育的作用。由于单一油种的脂肪酸构成不同，营养特点也不同，因此应经常更换烹调油的种类，食用多种植物油。

高脂肪、高胆固醇膳食（包括摄入过多的烹调油和动物脂肪）是高脂血症的危险因素，长期血脂异常可引起脂肪肝、动脉粥样硬化、冠心病、脑卒中、肾动脉硬化、肾性高血压、胰腺炎、胆囊炎等疾病。高脂肪膳食也是发生肥胖的主要原因，而肥胖是糖尿病、高血压、血脂异常、动脉粥样硬化和冠心病的独立危险因素。因此，建议每人每天烹调油摄入量应控制在 25～30 克。

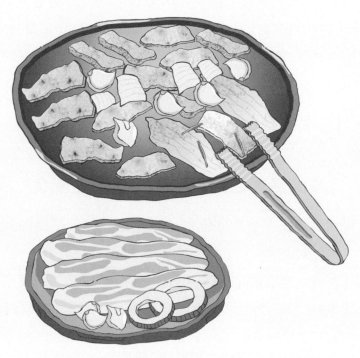

高脂肪、高胆固醇膳食是高脂血症的危险因素

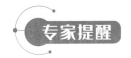

盐与健康息息相关

当食盐摄入增加时，血压就容易升高。如果每天食盐摄入量减少2.4克，健康人的平均收缩压就可下降2.3毫米汞柱，舒张压可降低1.4毫米汞柱。50岁以上的人和有家族性高血压者，其血压对食盐摄入量的变化更为敏感，膳食中的食盐如果增加或减少，血压就会随之改变。高盐饮食还可以改变血压昼高夜低的变化规律，变成昼高、夜也高，发生心脑血管意外的危险性因此倍增。此外，超重和肥胖者的血压也对食盐很敏感。

因此，"重口味"者要自觉纠正口味过咸而过量添加食盐和酱油的不良习惯，对每天食盐摄入采取总量控制，用量具量出，每餐按量放入菜肴。一般20毫升酱油含有3克食盐，10克黄酱含食盐1.5克，如果烹制菜肴需要用酱油和酱类，应按比例减少其中的食盐用量。

习惯吃咸味食物者，为满足口感的需要，可在烹制菜肴时放少许醋，既能提高菜肴的鲜香味，又能帮助自己适应少盐食物。烹制菜肴时如果加糖会掩盖咸味，那么不能仅凭品尝来判断食盐是否过量，应该使用量具。此外，还要注意减少酱菜、腌制食品以及其他过咸食品的摄入量。

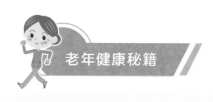

每天25～30克烹调油可能使习惯于炒菜时大量用油的人"捉襟见肘"，以下方法能让你用有限的烹调油烹制出美味佳肴。

1. 烹调食物时尽可能采取不用或少用油的烹调方法，如蒸、煮、炖、焖、水滑熘、拌、急火快炒等。用煎的方法代替炸也可减少烹调油的摄入。

2. 坚持家庭定量用油，控制总量。可将全家每天应该食用的烹调油倒入一个量具，炒菜用油均从该量具内取用。逐步养成习惯，对防治慢性疾病大有好处。

食不过量，天天运动，保持健康体重

合理进食和运动是保持健康体重的两个主要因素。食物提供人体能量，运动消耗能量。如果进食量过大而运动量不足，多余

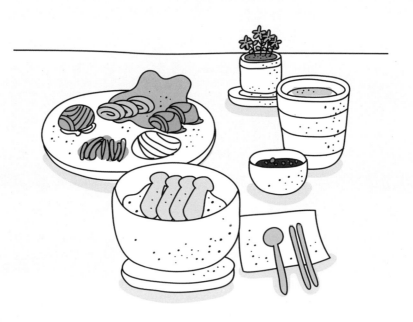

的能量就会在体内以脂肪的形式储存下来，增加体重，造成超重或者肥胖；相反，若食量不足，则可能因能量不足引起体重过低或消瘦。体重过高或过低都是不健康的表现，易患多种疾病，缩短寿命。

国际上常用体质指数（BMI）来衡量人体的胖瘦程度以及是否正常，它的计算公式是：体质指数＝体重（kg）÷身高的平方（m²）。当我们需要比较及分析一个人的体重对于不同高度的人所带来的健康影响时，该值是一个中立而可靠的指标。我国健康成年人体重的 BMI 范围为 18.5 ～ 23.9，BMI 在 24 ～ 27.9 者为超重，大于等于 28 者为肥胖。

由于生活方式的改变，身体活动减少、进食量相对增加，我国居民超重和肥胖的发生率正在逐年增加，这是心血管病、糖尿病和某些肿瘤发病率增加的主要原因之一。

运动不仅有助于保持健康体重，还能够降低患高血压、中风、冠心病、2 型糖尿病、结肠癌、乳腺癌和骨质疏松症等慢性疾病的风险；同时还有助于调节心理平衡，有效消除压力，缓解抑郁和焦虑症状，改善睡眠。

三餐分配要合理，零食要适当

健康的饮食行为是保证充足、均衡营养摄入的前提。应根据身体的生理需求，特别是消化系统的活动规律，并考虑日常生活、工作或学习等情况来安排一天的餐次和食用量。

一般早餐安排在 6:30 ～ 8:30，午餐安排在 11:30 ～ 13:30，晚餐安排在 18:00 ～ 20:00 为宜。

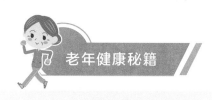

进餐时应细嚼慢咽，切勿"狼吞虎咽"。三餐定时定量，不宜饥一顿饱一顿。一日三餐应将食物进行合理分配，通常早餐提供的能量应占全天总能量的 25% ～ 30%，午餐占 30% ～ 40%，晚餐占 30% ～ 40%。

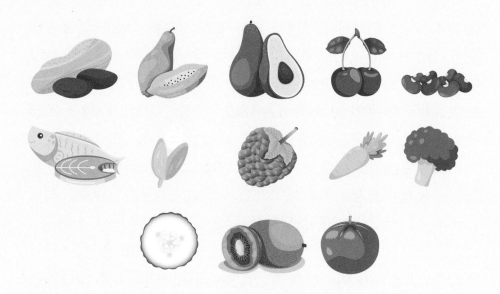

早餐的食物应种类多样、搭配合理，如果早餐中能包含谷类、动物性食物（肉蛋类），乳及乳制品，蔬菜和水果 4 类食物，则为早餐营养充足。

午餐在一日三餐中起着承上启下的作用，午餐的主食可在米饭、面食（馒头、面条、麦片、饼等）中选择，可按照均衡营养的原则从肉、禽、豆类及其制品、水产品、蔬菜中挑选几种进行搭配，以保证午餐中维生素、矿物质和膳食纤维的摄入。

如果晚餐摄入食物过多，血糖和血中氨基酸的浓度就会增高，从而促使胰岛素分泌增加。一般情况下，人们在晚上活动量较少，能量消耗低，多余的能量在胰岛素作用下合成脂肪储存在体内，会使体重逐渐增加，从而导致肥胖。

此外，晚餐吃得过多，会加重消化系统的负担，使大脑保持活跃，导致失眠、多梦等。

因此，晚餐一定要适量，以脂肪少、易消化的食物为宜。

零食是一日三餐之外的食物，可以补充摄入机体所需的能量和营养素。但是，零食所提供的能量和营养素不如正餐全面、均衡，所以吃零食的量不宜过多。合理选择零食，应遵循以下原则。

1. 根据个人的身体情况及正餐的摄入状况选择适合个人的零食，如果三餐能量摄入不足，可选择富含能量的零食加以补充；对于需要控制能量摄入的人，含糖或含脂肪较多的零食应尽量少吃。

2. 一般来说，应选择营养价值高的零食，如水果、乳制品、坚果等，所提供的营养素，可作为正餐之外的一种补充。

3. 应选择合适的时间，两餐之间可以适当吃些零食，以不影响正餐食欲为宜。晚餐后 2～3 小时也可吃些零食，但睡前半小时不宜再进食。

4. 零食的量不宜太多，以免影响正餐的食欲和食量；在同类食物中可选择能量较低的，以免摄入的能量过多。

每天足量饮水，合理选择饮料

水是膳食的重要组成部分，是一切生命必需的物质，在生命活动中发挥着重要的功能。一般来说，健康成人每天需要水 2500

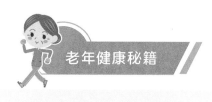

毫升左右，每日最少饮水 1200 毫升（约 6 杯）。饮水最好选择白开水。

饮水时间应分配在一天中的任何时刻，喝水应该少量多次，每次 200 毫升左右。空腹喝下的水在胃内只停留 2～3 分钟，很快会进入小肠，再被吸收进入血液，1 小时左右就可以补充给全身的血液。体内水分达到平衡时，就可以保证进餐时消化液的充足分泌，增进食欲，帮助消化。一次性大量饮水会加重胃肠负担，使胃液稀释，既降低了胃酸的杀菌作用，又会妨碍食物的消化。

早晨起床后可空腹喝一杯水，因为睡眠时的出汗和尿液分泌，损失了很多水分，起床后虽无口渴感，但体内仍会因缺水而导致血液黏稠，饮水可以降低血液黏稠度，增加循环血容量。睡觉前也可以喝一杯水，有利于预防夜间血液黏稠度增加。

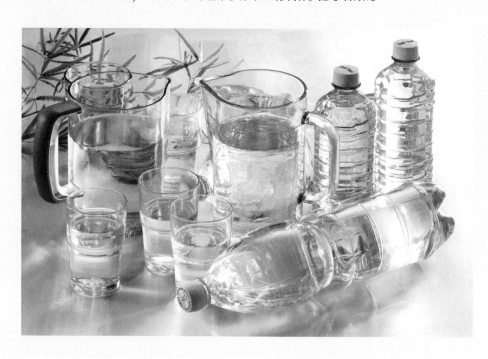

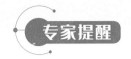

如何选择茶和饮料

我国是茶的故乡，是世界茶文化的发源地。饮茶在我国有着悠久的历史。经常适量饮茶，对人体健康有益。茶叶中含有多种对人体有益的化学成分，如茶多酚、咖啡因、茶多糖等活性物质，这些物质可以使血管保持弹性，并能消除动脉血管痉挛，防止血管破裂。

有研究表明，长期饮茶对预防心血管病和某些肿瘤疾病有一定的益处。但是长期大量饮用浓茶会影响消化功能，茶叶中的鞣酸会阻碍铁质的吸收，特别是缺铁性贫血的人，应该注意补充富含铁的食物。

饮茶也应注意时间，一般空腹和睡前不宜饮用浓茶。空腹饮茶会冲淡胃液，降低消化功能，影响食欲或消化吸收。睡前饮茶易使人兴奋，难以入睡。

饮料多种多样，需要合理选择，如乳饮料和纯果汁饮料含有一定量的营养素，适量饮用可以作为膳食的补充。

有些饮料添加了一定的矿物质和维生素，适合热天户外活动和运动后饮用。有些饮料只含糖和香精、香料，营养价值不高。

多数饮料都含有一定量的糖，特别是大量饮用含糖高的饮料，会在不经意间摄入过多能量，造成体内能量过剩。

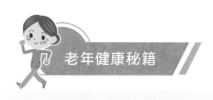

2. 善用膳食宝塔，让饮食更丰富

膳食宝塔的结构

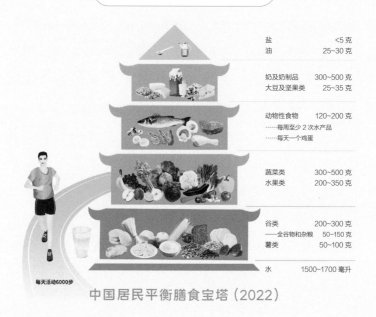

盐	<5 克
油	25~30 克
奶及奶制品	300~500 克
大豆及坚果类	25~35 克
动物性食物	120~200 克
……每周至少 2 次水产品	
……每天一个鸡蛋	
蔬菜类	300~500 克
水果类	200~350 克
谷类	200~300 克
——全谷物和杂粮	50~150 克
薯类	50~100 克
水	1500~1700 毫升

每天活动6000步

中国居民平衡膳食宝塔（2022）

膳食宝塔是按平衡膳食的要求，使膳食中所含的营养素种类齐全、数量充足、比例适当的膳食结构，是老年人保持健康的科学参考。

膳食宝塔共分五层，包含我们每天应吃的主要食物种类。膳食宝塔各层的位置和面积不同，这在一定程度上反映出各类食物在膳食中的地位和应占的比重。谷薯类食物位居底层，每人每天应该吃 250 ～ 400 克；蔬菜和水果居于第二层，每天应吃 300 ～ 500 克蔬菜和 200 ～ 350 克水果；鱼、禽、肉、蛋等动物性食物位于第三层，每天应该吃 120 ～ 200 克（鱼虾类 40 ～ 75 克，畜、禽肉类 50 ～ 75 克，蛋类 40 ～ 50 克）；奶类和豆类食物位居第四层，每天应吃相当于鲜奶 300~500 克的奶类或奶制品和相当于干豆 25 ～ 35 克的大豆及坚果类。第五层是烹调油和食盐，每天烹调油 25 ～ 30 克，食盐不超过 5 克。

膳食宝塔强调足量饮水和增加身体活动的重要性。水是一切生命必需的物质，饮水不足或过多都会给人体健康带来危害。饮水应少量多次，要主动，不要感到口渴时再喝水。同时要改变久坐少动的不良生活方式，养成天天运动的习惯，坚持每天做一些消耗体力的活动。建议老年人每天进行累计相当于步行 6000 步以上的身体活动，如果身体条件允许，最好进行 30 分钟中等强度的运动。

调配出丰富多彩的膳食

人们吃多种多样的食物不仅是为了获得均衡的营养，也是为了使饮食更加丰富多彩，以满足自身的口味享受。假如一个人每天都是吃相同的 50 克肉、40 克豆，难免久食生厌，合理营养也就无从谈起了。膳食宝塔包含的每一类食物中都有许多品种，虽然每种食物都与另外一种不完全相同，但同一类中各种食物所含营养成分往往大体上近似，在膳食中可以互相替换。

应用膳食宝塔可以把营养与美味结合起来，按照同类互换、多种多样的原则调配一日三餐。同类互换就是以粮换粮、以豆换豆、以肉换肉。例如，大米可以与面粉或杂粮互换；馒头可与相应量的面条、烙饼、面包等互换；大豆可与相当量的豆制品互换；瘦猪肉可与等量的鸡、鸭、牛、羊、兔肉互换；鱼

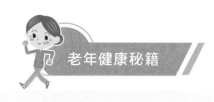

可与虾、蟹等水产品互换；牛奶可与羊奶、酸奶、奶粉或奶酪等互换。

多种多样就是选用品种、形态、颜色、口感多样的食物和变换烹调方法。掌握了同类互换、多种多样的原则就可以变换出多种吃法，可以全量互换，即全换成相当量的豆浆或豆干，今天喝豆浆，明天吃豆干；也可以分量互换，如1/3换豆浆，1/3换腐竹，1/3换豆腐。早餐喝豆浆，中午吃凉拌腐竹，晚餐再喝碗酸辣豆腐汤。

3. 老年人养生，这样吃最好

食物要粗细搭配、松软、易消化

老年人消化器官的生理功能有不同程度的减退，咀嚼功能和胃肠道蠕动减弱，消化液分泌减少。许多老年人易发生便秘，患高血压、血脂异常、心脏病、糖尿病等疾病的危险性增加。因此，老年人选择食物要注意粗细搭配，食物的烹制应松软易于消化吸收，以保证均衡营养，促进健康，预防慢性病。

老年人适当多吃点粗粮有利于健康。每天食用85克或以上的全谷类食物有助于控制体重，减少一些慢性疾病的发病风险。因此，建议老年人每天最好食用100克（2两）左右的粗粮或全谷类食物。因为粗粮的加工一般不追求精细，B族维生素的含量比细粮高。此外，粗粮中的钾、钙及植物化学物质的含量也比较丰富。

粗粮还有一大优点，是其膳食纤维含量丰富，膳食纤维进入人体的胃肠道，可促进肠道蠕动，起到润便、防治便秘的作用；同时缩短粪便通过肠道的时间，使毒素在肠道内停留的时间缩短，有利于控制体重，防止肥胖。

粗粮或全谷类食物餐后血糖变化小于精制的米面，血糖生成指数较低，可延缓糖的吸收，有助于糖尿病患者的血糖控制。

在适合老年人咀嚼功能的前提下，要兼顾食物的色、香、味、形。要注意烹调的方法，以蒸、煮、炖、焖为主，避免腌制、煎、炸、烤的食物。

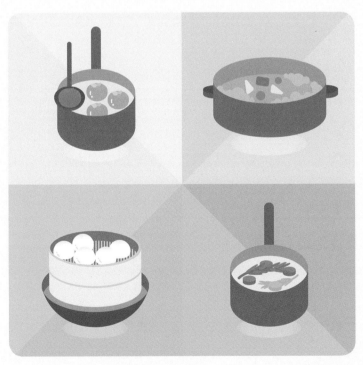

老年人的饮食烹调方式应以蒸、煮、炖、焖为主

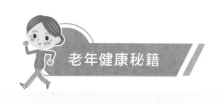

老年人宜选用的食物有：柔软的米面及其制品，如面包、馒头、麦片、花卷、粥、面条、馄饨；细软的蔬菜、水果、豆制品、鸡蛋、牛奶等；适量的鱼虾、瘦肉、禽类。

合理安排饮食，提高生活质量

老年人的进餐环境和进食时的情绪状态对健康的影响很大，与家人、同伴一起进餐比单独进餐要好，不仅能增加对美食的享受和乐趣，还会促进消化液的分泌，增进食欲，促进消化。老年人和家人一起进餐还有助于交流感情，了解彼此在生活、身体、工作方面的状况，使老年人消除孤独，有助于预防心理疾病的发生。

为适应老年人蛋白质合成能力降低、蛋白质利用率低的情况，应选用优质蛋白质。老年人胆汁酸减少，酶活性降低，消化脂肪的功能下降，故摄取的脂肪能量占总能量的比例以20%为宜，并以植物油为主。老年人糖耐量低，胰岛素的分泌减少，且血糖调节作用减少，易发生高血糖，故不宜多用蔗糖。

老年人随着年龄增加，骨矿物质不断丢失，骨密度逐渐下降，尤其是女性绝经后激素水平变化导致骨质丢失更为严重；老年人钙吸收能力下降，如果膳食钙摄入不足，就更容易发生骨质疏松和骨折，故应注意补充钙和维生素D。

维生素不足与老年多发病有关，维生素A可减少老年皮肤干燥和上皮角化；β-胡萝卜素能清除过氧化物，可增加免疫功能，延迟白内障的发生；维生素E有抗氧化作用，能减少体内脂质过氧化物，降低血胆固醇浓度；维生素C对老年人有防止血管硬化的作用。为了增加维生素的摄入量，老年人应经常食用富含各类维生素的食物。

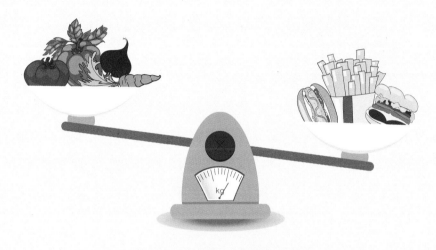

膳食不均衡会引发慢性病

重视预防营养不良和体重不足

随着年龄增长，60 岁以上的老年人可出现不同程度的老化，包括器官功能减退、基础代谢降低和身体成分改变等，并可能存在不同程度和不同类别的慢性疾病。生理、心理和社会经济情况的改变，可能使老年人摄入的食物量减少而导致营养不良。另外，随着年龄增长而体力活动减少，牙齿、口腔问题和情绪不佳，可能使食欲减退，能量摄入降低，必需营养素摄入减少，而造成营养不良。

老年人营养不良最明显的表现是身体消瘦。为了预防老年人的营养不良，需要注意以下几点。

◆ 1. 保证充足的食物摄入，提高膳食质量

增加营养丰富、容易消化吸收的食物。选择食物时，更应注意保证奶类、瘦肉、禽类、鱼虾和大豆制品的摄入，按照饮食习惯烹调合乎口味的膳食，以保证能量和优质蛋白质的摄入，使体重维持在正常范围。

◆ 2. 适当增加进餐次数

老年人由于胃肠道功能减退，一次进食较多，食物在体内不易消化吸收，可少量多餐，每天进餐 4～5 次，这样既可以保证身体需要的能量和营养素，又可以使食物得到充分吸收和利用。对于已经出现营养不良或低体重的老年人，更应注意逐步增加食量，使消化系统有适应的过程。

◆ 3. 适当使用营养素补充剂

部分老年人由于生理功能的下降及疾病等因素，不能从膳食中摄取足够的营养素，特别是维生素和矿物质，这种情况可适当使用营养素补充剂。

◆ 4. 及时治疗原发病

老年人患支气管炎、肺气肿、肿瘤疾病、心脑血管疾病、胃肠道疾病的概率增加，这些疾病容易导致营养不良。因此，积极治疗原发病是改善营养状况的重要措施。

◆ 5. 定期测量体重，监测营养不良

体重减轻是老年人营养不良的主要表现，若体重突然急剧下降可能是一些重大疾病发生的前兆。因此，应当经常测量体重，及时发现异常情况。

4. 对症食疗，将疾病消灭在"碗里"

高血压膳食预防

所有的高血压患者自始至终都要坚持健康的生活方式，主要包括合理膳食、控制体重、戒烟限酒、适度运动、心理平衡。合理膳食的重点是限制钠盐的摄入、限制总热量和营养均衡。

◆ 1. 限制钠盐的摄入

高血压饮食疗法最主要的关键点是减盐。盐摄入量越多，血压水平越高；严格限盐可有效降低血压。盐摄入量下降后血压也随之下降，脑卒中、冠心病的发病率也随之下降。

饮食中钠钾比值与血压水平成正比，适当增加钾的摄入量而不增加钠的摄入量（从而降低钠钾比值）也可取得降压效果。目前市面上出售的富钾低钠盐就是为此目的而设计生产的。

避免高盐的措施包括：健康成人每日食盐摄入量不宜超过 5 克（普通啤酒瓶盖去胶垫后一瓶盖相当于 6 克）；尽量避免进食高盐食物和调味品，如榨菜、咸菜、黄酱、腌菜、腌肉、辣酱等；利用蔬菜本身的风味来调味，如将青椒、番茄、洋葱、香菇等味道浓的食物与味道清淡的食物一起烹煮，可起到相互协调的作用；利用醋、柠檬汁、苹果汁、番茄汁等各种酸味调料汁来增添食物味道；早饭尽量不吃咸菜或腐乳，一块 4 厘米见方的腐乳含盐量约 5 克；非糖尿病的高血压患者，可使用糖醋调味，以减少对咸味的需求；采用富钾低钠盐代替普通钠盐，但对于伴有肾功能不全的患者应慎用，以防血钾升高。

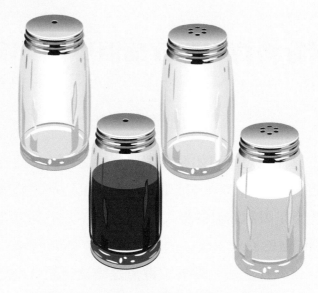

高血压饮食疗法最主要的关键点是减盐

❖ 2. 限制总热量

限制总热量，尤其要控制油脂的类型和摄入量：油脂、蛋白质和糖类是供给人体热量的三大营养素，如果这三种食物吃得过多，超过人体需要的消耗量，超过的部分就会转化成脂肪蓄积下来，久而久之体重就会增加，造成肥胖。油脂分为饱和脂肪和不饱和脂肪，分别含饱和脂肪酸和不饱和脂肪酸。不饱和脂肪酸能降低胆固醇，对身体有益。而饱和脂肪酸摄入过多可导致肥胖和血脂异常。

减少动物油和胆固醇的摄入：来自动物性食物的饱和脂肪酸和胆固醇是导致血脂异常的确定性危险因素，所以需严格限制。饱和脂肪酸主要存在于肥肉和动物内脏中。高胆固醇的食物常见的有动物内脏、蟹黄、鱼子、蛋黄、鱿鱼。

减少反式脂肪酸摄入：反式脂肪酸的主要来源为人造奶油食

品，包括各类西式糕点、巧克力派、咖啡伴侣、速食食品等。不饱和脂肪酸经高温或反复加热后会形成反式脂肪酸，有害健康。

适量选用橄榄油：橄榄油富含单不饱和脂肪酸，主要是油酸，对降低胆固醇、甘油三酯和低密度脂蛋白胆固醇有益。高血压患者可适量选用橄榄油，每周3次或隔天1次即可。橄榄油可用于凉拌菜，也可炒菜，烹调时应注意将温度控制在150℃以下。

❖ 3. 营养均衡

适量补充蛋白质：适量摄取蛋白质有益血管。蛋白质摄入不足会影响血管细胞的代谢，加剧血管老化，加速高血压和动脉硬化的形成。富含蛋白质的食物包括牛奶、鱼类、鸡蛋清、瘦肉、豆制品等。

适量增加新鲜蔬菜和水果：多吃蔬菜和水果，有利于控制血压，主要原因是蔬菜和水果中含钾量高，能促进体内钠的排出；有助于减少总能量超标的风险，避免肥胖；增加水溶性维生素，特别是维生素C的摄入；增加膳食纤维，特别是水溶性膳食纤维的摄入。

增加膳食钙的摄入：低钙饮食易导致血压升高。简单、安全和高效的补钙方法是选择适宜的高钙食物，特别是保证奶类及其制品的摄入，即每日250～500毫升的脱脂或低脂牛奶。对乳糖不耐受者，可用酸奶或去乳糖牛奶。部分患者需在医生指导下选择补充钙制品。

高血压患者的食物选择原则：饮食宜清淡、低盐、低脂、低糖；宜选择富含维生素、膳食纤维、钙、钾的食物。

推荐的食物：富含钾、钙、维生素和微量元素的食物，如新鲜蔬菜、水果、土豆、蘑菇等；食用植物油；富含膳食纤维的食

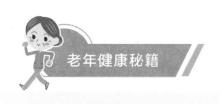

物，如燕麦、薯类、粗粮、杂粮等；富含优质蛋白质、低脂肪、低胆固醇的食物，如无脂奶粉、鸡蛋清、鱼类、去皮禽肉、瘦肉、豆制品等。需要指出的是，鱼类蛋白是优质蛋白，鱼油含有多种不饱和脂肪酸，经常食用鱼类有助心血管健康。

不食用或少食用的食物：高钠食物，如咸菜、榨菜、咸鱼、咸肉、腌制食品、烟熏食品、火腿、含钠高的调味料和酱料；高脂肪、高胆固醇食物，如动物内脏、肥肉、禽皮、蛋黄、鱼子、油炸食品；高反式脂肪酸食物，如人造奶油以及富含氢化油脂、起酥油的糕点和方便食品等；糖类、辛辣刺激的调味品、浓咖啡、浓茶等。

糖尿病饮食治疗

糖尿病饮食治疗，最主要的是合理控制饮食，使血糖保持在理想范围。在满足人体各方面活动需要的前提下，尽可能地减少不必要的能量摄入，减轻胰岛负担，以利于血糖控制，并使患者能从事正常活动，维持正常体重，增强抵抗力。

糖尿病饮食治疗的原则主要有以下几点。

◈ 1. 控制总热量

根据患者的身高、体重等情况，计算每日所需总热量，避免摄入热量超过机体所需热量进而引发肥胖、血脂异常等。

◈ 2. 定时定量

每餐饮食按照计算的量进食，不可任意增减。如有加餐，应及时调整食谱，维持总摄入量与消耗量平衡，不应因加餐而增加总热量的摄入。

◈ 3. 坚持低脂饮食

少吃猪皮、鸡皮、鸭皮等含油脂高的食物。

◈ 4. 采用合理的烹调方式

多采用清蒸、水煮、凉拌、涮、烧、炖等烹调方式，以减少对油脂的使用。做菜时，尽量选用植物性油脂，少用动物性油脂。同时应注意饮食不可太咸，每日食盐摄入量不超过 5 克。

◈ 5. 合理选择食物及调料

少吃精制糖类的食物，如炼乳、蜜饯。可选择一些含膳食纤维丰富的食物，如未加工的蔬果等。注意不随意吃淀粉含量高的食物及中西式点心，如有食用，应按摄入量酌情调整食谱。

◈ 6. 坚持综合治疗

饮食治疗是基础，但不是全部。只有适宜的饮食方案，配合长期的运动、药物等措施，才能实现血糖、血脂、血压等全面达标。

注意进食速度不要太快，少吃、最好不吃油炸食品，勿食炒菜下边的卤汁，因油、盐、糖主要在卤汁中。

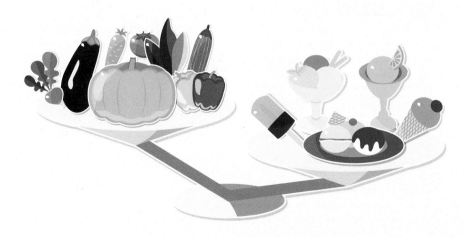

糖尿病患者可多选择血糖生成指数低的食物

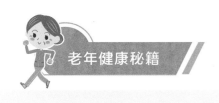

糖尿病患者还应根据血糖生成指数（GI）选择糖尿病饮食。血糖生成指数是指某种食物升高血糖效应与标准食物（葡萄糖）升高血糖效应之比。GI 值越高，说明该种食物升高血糖的效应越强。食物的 GI 值在 80 以上为高，55～70 为中等，55 以下为低。糖尿病患者可多选择 GI 值在 55 以下的食物，适当选择 GI 值在 55～70 的食物，尽量少食 GI 值高于 70 以上的食物。

不同的烹调方法也会影响血糖生成指数。一般食物烹调时间越长，淀粉糊化程度越高，糖类越易被吸收，食物的血糖生成指数也越高。此外，食物加工越细，越容易被吸收，升糖作用也就越迅速，如食物切成丝或片，比大块易吸收。在制作菜肴的过程中，如果加入了大量的油、淀粉、调味品，也会增加菜的热量，不利于血糖控制。建议糖尿病患者尽量少用煎炒、油炸、红烧、爆炒及用淀粉挂糊等烹调方式，也不宜用糖醋、糖渍、拔丝、盐腌、盐渍等方法。

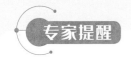

糖尿病患者如何吃水果

一般来说，糖尿病患者的空腹血糖在 7.8 毫摩尔 / 升以下，餐后 2 小时血糖在 10 毫摩尔 / 升以下，以及糖化血红蛋白 7.5% 以下，病情稳定，不常出现高血糖或低血糖时，可在严格控制总热量的前提下，可适量进食一些含糖量较低的水果（如草莓、樱桃、西瓜等）。但在血糖控制不理想、病情不稳定时，要谨慎食用水果。

糖尿病患者选择水果，主要是根据水果中含糖量及淀粉的含量，以及各种不同水果的血糖生成指数而定。各种水果含糖量差异很大，如西瓜含糖量约为4%，枣、甘蔗、山楂含糖量较高，约为20%。糖尿病患者可根据自己的病情和医生的建议，区别对待。食用水果时，一般应该注意以下几点。

推荐选用每100克中含糖量少于10克的水果，如西瓜、橙子、柚子、柠檬、桃子、李子、杏、枇杷、菠萝、草莓、樱桃等。此外，许多蔬菜含糖量较低（每100克含糖量低于5克），又富含维生素，完全可以代替水果，适合糖尿病患者食用，如西红柿、黄瓜、菜瓜等。

慎重选用每100克中含糖量为11～20克的水果，如香蕉、石榴、甜瓜、橘子、苹果、梨、荔枝、龙眼、杜果等。

不宜选用每100克中含糖量高于20克的水果，如大枣、红果，特别是干枣、蜜枣、柿饼、葡萄干、山楂片、杏干、桂圆以及果脯等，应禁止食用。

糖尿病患者吃水果的时间，应选在上午9:30、下午3:30左右，或者晚饭后1小时或睡前1小时。不提倡餐前或饭后立即吃水果，以免一次性摄入过多糖类，致使餐后血糖过高，加重胰腺的负担。

在饥饿或体力活动之后进食适量水果，既可作为能量和营养素的补充，又可有效避免低血糖的发生。

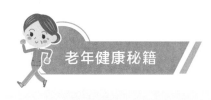

骨质疏松症重在预防

骨质疏松症是一种由多种原因导致的骨密度和骨质量下降的疾病，表现为骨组织显微结构受损，骨脆性增加，从而容易发生骨折的全身性骨病。

骨质疏松症分为原发性和继发性两大类。原发性骨质疏松症又分为绝经后骨质疏松症（Ⅰ型）、老年性骨质疏松症（Ⅱ型）和特发性骨质疏松症（包括青少年型）三种。绝经后骨质疏松症一般发生在妇女绝经后 5～10 年内；老年性骨质疏松症一般指 70 岁后发生的骨质疏松；而特发性骨质疏松症主要发生在青少年，病因尚不明确。

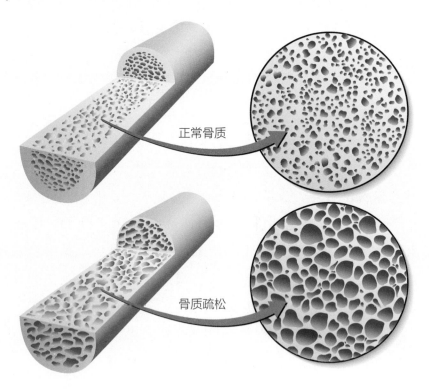

正常骨质

骨质疏松

那么怎样才能知道自己是不是得了骨质疏松症呢？要注意以下表现。

一是疼痛。主要表现为腰部、背部、颈部的疼痛，以及肌肉疲劳，等等。如果老年人经常出现这些症状，不要仅认为是普通的疼痛，要怀疑是否是骨质疏松症的前兆，应该去医院进行诊断，早发现、早治疗，以免病情加重。

二是身长缩短、驼背。骨质疏松症导致骨质的抗压力减弱，在疼痛后容易压缩变形，使脊椎前倾，背部曲度加剧。随着年龄的增加，骨质疏松症会随之加重。

如果怀疑自己患了骨质疏松症，可以到正规医院进行相关检查，如骨密度测定、X线片以及骨碱性磷酸酶测定等生化指标，以做出明确诊断。

目前人类尚无能力阻止衰老，因衰老所致的骨骼退化也无法逆转，但是人类可以采取措施延缓和减轻衰老和退化的过程。从这个意义上讲，骨质疏松症是可以预防的。

尽早树立骨骼健康意识，做好以下三级预防，十分重要。

◆ 一级预防：从儿童、青少年时期开始

注意多食用富含钙的食品，如牛奶、豆制品等。坚持锻炼，多晒太阳，不吸烟、不酗酒，少喝咖啡、浓茶和碳酸饮料。尽可能在年轻时就将骨峰值提高到最大值，为今后一生储备最充足的骨量。

◆ 二级预防：中年以后，尤其是妇女绝经后要定期检查骨密度

这时人体骨量丢失速度加快，建议每1～2年进行一次骨密度检查。进行长期预防性的补充钙和维生素D，坚持良好的生活习惯，如规律的体力活动、合理的膳食营养、不吸烟、少饮酒，

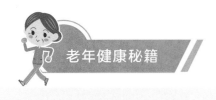
可有效预防骨质疏松症。

◆ **三级预防：步入老年后要预防骨折**

老年人要坚持适当运动、加强防摔措施，预防骨折。日常生活中要注意补充钙和维生素 D。如已发现骨密度低下或已患有骨质疏松症，可适当配合药物治疗，阻止骨丢失并降低骨折风险。对已发生骨折的患者，一定要积极治疗，除对骨折及时处理外，合理的康复治疗和骨折后预防再次骨折的治疗尤其不可忽视，因为已骨折的患者发生再次骨折的风险明显增加。

虽然老年人骨骼会退化，易发生骨质疏松症，但如果提早采取预防措施，就可以延缓这一退化过程，从而延缓和减轻骨质疏松症的发生。基本的预防措施有以下几种。

平衡膳食：按照中国营养学会制定的《中国居民膳食指南》提出的要常吃奶类、豆类及其制品，这些食物中含钙量较高。

适量运动：可以增加身体的平衡能力，减少摔跤概率和骨折发生率。

多晒太阳：可以增加体内的维生素 D 储存，维生素 D 有助于钙在肠道的吸收。

额外补充钙质：资料显示，50 岁以上的老年人平均每日的钙摄入量宜为 1000 毫克，而事实上大多数人每日膳食中的钙摄入量离推荐的适宜摄入量相去甚远，所以还需额外补充 600 毫克左右的钙。

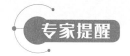

如何从膳食中补充钙质

药补不如食补，补钙也最好是从膳食中补充。老年人从膳食中补充钙质，要注意以下几点。

1.增加膳食中高钙食物的量

以下这些食物被称为"金牌"高钙食物，适合大多数人选用。

牛奶：优质的钙质来源，特别是富含乳酸钙，人体比较容易吸收。

豆制品：豆腐等黄豆制品除了含有丰富的钙质外，还含有一种叫作异黄酮的物质，可以降低骨破坏，增加骨形成和骨密度。

带壳食物：虾、蟹等带壳食物的肉质中含有丰富的钙质，其外壳的钙质含量也很高，所以在食用小虾米时，可连壳一起吃。

菌藻类食物：紫菜、海带、黑木耳等含有较多的钙质。

除此之外，全鱼干、芝麻酱、杏仁、花生、莲子等也富含钙质。

可以将牛奶作为钙质的主要来源，正常人每天喝500毫升的高钙奶，再吃些绿色蔬菜就可以基本满足一天所需的钙质；不喜欢喝牛奶的老年人也可以常喝豆浆并搭配豆制品补钙，300克豆腐的含钙量也能满足一日所需。做菜时多用虾皮和芝麻酱等调味。

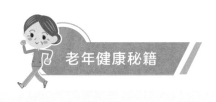
2.增加膳食中富含维生素D的食物的量

维生素D可调节钙、磷代谢，促进钙、磷吸收和骨胶原合成。富含维生素D的食物主要有鱼肝油、动物内脏、深海鱼、禽蛋等。

3.增加膳食中富含维生素C的食物的量

维生素C有利于钙的吸收和向骨骼中沉积。要多吃新鲜的水果和蔬菜，如柳橙、杧果、奇异果、番茄、芥蓝、菜心等。

4.少吃盐和腌制食品

盐里所含的钠进入人体后，其排泄过程伴有钙的流失。正常人应尽量将每天的食盐摄入量控制在5克以下，减少酱油、味精、鸡精等调料用量，少吃或不吃盐渍或腌制肉、酱菜、咸菜和咸味零食

5.避免高脂食物、抽烟饮酒，以及喝咖啡、浓茶等刺激饮料，因为这些食物会促进骨钙流失。

6.避免摄入过多草酸

菠菜等草酸含量丰富的蔬菜与其他食物中的钙离子结合会形成人体难以吸收的草酸钙，所以在烹饪菠菜前最好在80℃以上的热水中焯一下，将草酸减少后再食用。

预防贫血

贫血是指各种原因导致的外周血红细胞容量低于正常值的临床综合征。如果长期膳食中的铁供给不足，可引起体内铁缺乏，从而导致缺铁性贫血。表现为人体中血红蛋白和红细胞比积下降，

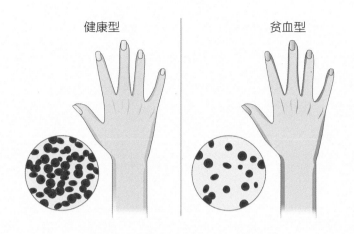

健康型　　　　　　　　　贫血型

健康人的皮肤与贫血者的皮肤

且会出现缺铁性贫血的临床症状，如头晕、气短、心悸、乏力、注意力不集中、皮肤苍白等。

贫血对老年人的健康有以下影响。

1. 贫血可降低免疫力，导致机体抵抗力减弱，容易发生感染。

2. 贫血可使神经系统和肌肉缺氧，容易出现疲倦乏力、头晕耳鸣、神情淡漠、记忆力衰退、抑郁等症状和认知功能受损，体能和工作能力降低。

3. 老年人贫血容易对心脏产生不良影响。由于血红蛋白携氧能力减弱，心脏耐缺氧的能力下降，而老年人大多都有不同程度的心血管病基础，可出现心慌、心跳加快，心脏负荷加重。严重时可导致心律失常、心脏扩大、心衰。

4. 由于血红蛋白量减少，氧气的运送能力减弱，稍微活动或情绪激动可导致血液含氧量进一步降低和二氧化碳含量升高，出现气急、面色苍白、出冷汗等症状。

5. 贫血时消化功能和消化酶分泌减少，可导致食欲不振、恶

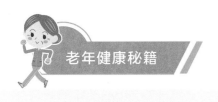

心、呕吐、腹胀、腹泻等。

6.贫血可导致血管收缩和肾脏缺氧，使肾功能受损。

防治老年人贫血，可以采取以下措施。

◆ 1.增加食物摄入

贫血的老年人要增加食物摄入量，增加主食和各种副食品，保证能量、蛋白质、铁、维生素 B_{12}、叶酸的供给，提供造血的必需原料。

◆ 2.调整膳食结构

一般来说，老年人膳食中的动物性食物摄入减少，植物性食物中铁的利用率差，因此，贫血的老年人应注意适量增加瘦肉、禽类、鱼类、动物血和肝的摄入。动物性食品是膳食中铁的良好来源，吸收利用率高，维生素 B_{12} 含量也很丰富。新鲜的水果和绿叶蔬菜，可提供丰富的维生素 C 和叶酸，促进铁吸收和红细胞合成。吃饭前后不宜饮用浓茶，以减少其中的鞣酸等物质对铁吸收的干扰。

◆ 3.选用含铁的强化食物

如铁强化酱油、铁强化山药粉等。国内外的研究表明，食物强化是改善人群铁缺乏和缺铁性贫血最经济、最有效的方法。

◆ 4.适当使用营养素补充剂

当无法从膳食中获得充足的营养素时，可以有选择性地使用营养素补充剂，如铁、B 族维生素、维生素 C 等。

◆ 5.积极治疗原发病

许多贫血的老年人，除了膳食营养素摄入不足以外，还患有其他慢性疾病，这些慢性疾病也可导致贫血。因此，需要到医院查明病因，积极治疗原发性疾病。

Chapter **3**

第三章

体育锻炼，
让老年生活更有意思

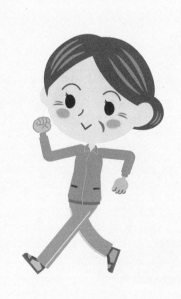

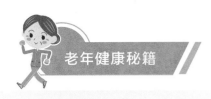

1. 老年人体育锻炼原则

随着人们物质生活水平和社会文明程度的不断提高，人们对于健康的关注度也越来越高，为了追求健康的高质量生活，体育锻炼一直以来都为大家所重视。

由于生理的退化以及心理的懈怠，很多老年人不愿意锻炼，甚至认为自己年纪大了就应该每天躺着休息，运动可有可无。这种想法是错误的，正是因为人老后身体会衰退，老年人更应该行动起来，用体育锻炼来延缓衰老，促进健康。

老年人的慢性疾病比较多发，而科学的体育锻炼能够很好地缓解和预防这些慢性疾病。

老年人身体各项机能存在一定程度的退化，在进行体育锻炼

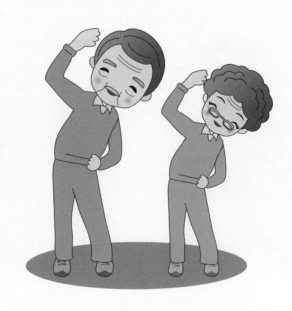

的时候要根据各种现实情况，遵循体育锻炼的原则来进行合理的体育锻炼，以达到预防疾病、改善生活质量的目的。

树立正确的锻炼意识

体育锻炼意识是人对参加体育锻炼的重要性的认识，包括人们对体育的认识、对体育锻炼的态度和情感以及体育锻炼行为的调节。正确的锻炼意识有以下三种。

1.终身锻炼意识：是指人从生命开始至生命结束，都在学习与参加身体锻炼，使体育成为生活中始终不可缺少的重要内容。

2.规律锻炼意识：是指老年人在进行体育锻炼的时候要有一定的规律，每天有正确的安排，对于锻炼的时间、地点、方式、强度都有自己的规划并能够坚持，不要随心所欲、漫无目的地去锻炼。

3.合理锻炼意识：是指老年人进行锻炼的时候，要根据自身的实际情况来安排，不能过多或过少。要根据个人的身心情况、锻炼目的、运动技能掌握等情况，科学、合理地制订切合实际的锻炼计划。

正确的锻炼意识再结合科学的锻炼方式，可以更快地达到运动效果、提高机体免疫力、促进新陈代谢等目的。

因人而异，全面锻炼

在进行体育锻炼的时候尤其要注意因人而异，每个人的身体状况不一样，简单套用别人的锻炼方案不仅达不到锻炼目的，还

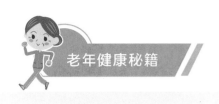

可能会给身体造成损伤。因而在进行体育锻炼时，要根据自己的年龄、性别、健康状况、机体功能、职业特点和原有的运动基础、自己生活环境中锻炼的条件以及自身是否患有某种疾病来确定方案。

全面锻炼是要求全身各部位、各项机能、素质都得到发展，而不是只锻炼局部或者某一项素质，所以要将有氧运动、柔韧练习和力量训练结合进行。如果只是单一进行，很有可能会导致锻炼不平衡，造成身体出现一些劳损。

持之以恒

通过运动来保持健康，最重要的是持之以恒，"三天打鱼，两天晒网"式的运动模式只是自我安慰，并不能起到强身健体的作用。

有研究指出，不少人在退休之后缺乏运动，不控制饮食，是导致肥胖的一个重要原因。而肥胖又是高血压、糖尿病等疾病的高危因素。不仅仅是肥胖，长期"养尊处优"的生活方式更容易引起阿尔茨海默病、加速衰老等。因此，懒惰的生活方式对身体健康有害。相反，如果每天有规律地运动，能够让生活质量得到提高。

适量负荷，平衡选择

中国人做事情讲究"适可而止"，体育锻炼也要平衡有度。只有当体育锻炼的运动负荷在合理范围内时才能获得强身健体、有益身心的效果。运动负荷过少时不能刺激机体，达不到锻炼的效果；运动负荷过大时，机体出现超负荷运作，就会损伤机体。

运动前后的平衡也是一个不能忽视的原则，锻炼的强度要与身体状况平衡。

1. 注意营养与运动的平衡，摄入营养物的多少取决于运动量的多少。

2. 注意体力平衡，运动时要有合适的强度，同时也应该有一些休息时间来补充体力。

3. 注意动静平衡，运动不能只有静态的运动，如瑜伽、冥想运动等，或只有动态运动，如慢跑、太极拳等，老年人运动锻炼应该动静平衡，合理安排运动类型。

因地锻炼，因时锻炼

因地锻炼的原则是指老年人在锻炼的时候要选择合适的地点，首先要保障的是地点的安全性，其次是地点的适宜程度、运动器材和设施的安全等因素。因时锻炼的原则是指老年人在进行锻炼时要根据不同的时间选择合适的锻炼，如一天中不同的时间段，一年中不同的季节等选择与时间和季节相适应的运动项目。

老年人的体育锻炼原则是一个整体，每个原则都是密切联系的，只有把各个部分都充分根据实际情况合理地联系在一起，才能达到锻炼的目的，强身健体，预防疾病。

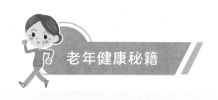

2. 四种锻炼法，总有一种适合您

体育锻炼方法是指体育锻炼过程中采用的各种与体育相关的途径和方式。老年人无论是生理还是心理都会有一些变化，稍有不慎就可能在锻炼过程中受伤。因此，选择适合老年人自己的体育锻炼方法十分重要。

在选取锻炼方法的时候，首先要对自己的身体状况进行评估，找到适合自己的项目；其次还要选择自己喜欢的项目。这样才有坚持下去的动力，才能事半功倍。

基本锻炼法

考虑到老年人的生理和心理的特殊性，本节简单介绍四种适合老年人的基本锻炼方法。这四种方法并不是在一组训练中都要应用，而是要根据自己的身体情况和锻炼计划来选择其中的一种或者几种方法来进行锻炼。

◆ 1. 重复锻炼法

重复锻炼法是指体育锻炼时，对所进行的活动一遍又一遍地反复进行，对机体进行重复的负荷刺激。重复的次数越多，对身体的负荷刺激越大，若超过身体的承受能力范围，就会对身体造成一定的损伤。因此，老年人在进行重复锻炼的时候一定要注意锻炼的量，找到最适心率下运动负荷量的范围，并根据此范围来调节运动量。重复锻炼法的主要作用是锻炼心血管系统和呼吸系统机能，提高人体的耐力水平。有时还可通过重复练习来学习和掌握新动作。

重复锻炼所安排的运动强度较小，机体的反应比较平和，因此比较适合中老年人。在重复锻炼中，两次练习之间可休息一次，得到较充分的恢复后再进行下一次练习。

以下列举一些重复锻炼法的适用项目。

慢跑

在选择慢跑时，首先要根据体育锻炼原则以及自身的身体情况确定自己的运动负荷量。以 3000 米为例，将 3000 米分为三部分，每跑 1000 米休息片刻再进行下一个 1000 米。将慢跑分割重复化，可以减少一次性的运动负荷量，既能降低对身体造成损害的可能性，同时又能够得到充分的锻炼。

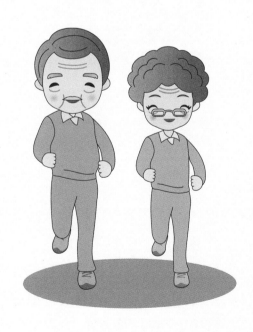

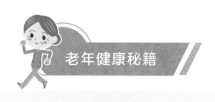
游泳

游泳对于身体素质要求稍高，适合身体健康的老年人。它可以有效降低疲劳，防止运动过度。游泳时，根据自身情况将游泳时长或距离分成若干段，每完成一段后适当休息一会儿再进行下一段。

轻度举重

选择轻重合适的哑铃，向上抬举一次或几次，休息片刻，继续抬举。

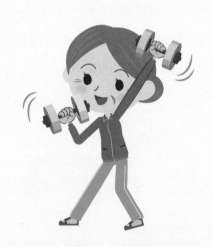

◆ 2. 间歇锻炼法

间歇锻炼法是指在锻炼身体的过程中，减少运动量或停歇下来降低负荷的方法。锻炼所形成的体质增强主要是在休息时进行的，因此合理的间歇能够产生同化作用。与重复锻炼法一样，间歇的时间也要依据自身运动负荷量的有效价值标准去调节。一般来说，当心率指标低于有效价值标准时，应缩短间歇时间，而在高于价值标准时，则可延长间歇时间。一般心率在 130 次 / 分左右时，就可以再次开始锻炼。间歇时，不要静止休息，而应边活动边休息，如慢走、拉伸或深呼吸等。轻微活动可使肌肉对血管起到按摩作用，帮助血液流回和排除代谢所产生的废物。

下面列举一些适合间歇训练法的运动。

慢跑快跑交替运动

首先慢跑，使心率上升到 130 次 / 分时可加快速度，超过 150 次 / 分时进行慢跑，使心率下降。如此反复交替。

平板支撑

慢走或轻跳与平板支撑交替。

骑行

先慢骑，使心率上升到 130 次 / 分时可加快速度，超过 150 次 / 分时恢复慢骑，使心率下降。如此反复交替。

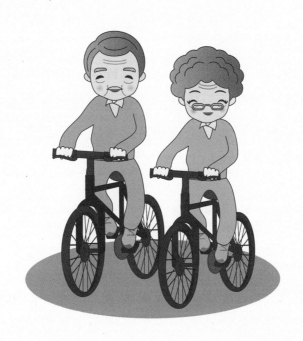

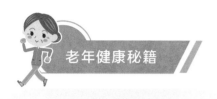

3. 连续锻炼法

连续锻炼法是指在锻炼身体的过程中，为了让负荷量保持在有锻炼价值的基础上而不断地进行锻炼的方法。连续是为了负荷量能够持续地作用于人体，维持在恒定水平，使锻炼者的机体状况在锻炼的过程中得到提高。但要注意的是，连续锻炼法并不是毫无目的地一直锻炼下去，它需要与之前所提到的重复、间歇锻炼法结合起来，根据锻炼负荷量来选择连续锻炼的时间与运动量。

连续锻炼时间的长短，同样要根据负荷价值的有效范围而确定，通常认为心率在 140 次 / 分左右下连续锻炼 20 ～ 30 分钟，可使机体的各个部位都能获得充分的血液和氧的供应，进而能有效地发展有氧代谢能力。实践中，用于连续锻炼的主要是那些比较容易，并已为锻炼者所熟悉的动作，如跑步、游泳等。

4. 负重练习法

负重练习法是指在锻炼身体的过程中，通过使用重物进行运动来锻炼身体、增强体力的方法。在进行负重练习法时应注意将哑铃、杠铃、实心球的重量控制好，一定不能过重，以免造成肌肉劳损或器械掉落砸到人。

提升身体柔韧性的锻炼法

1. 身体柔韧性练习的好处以及练习前的准备

身体柔韧性练习能够减轻肌肉疲劳，使僵硬的肌肉、韧带得到松弛，同时可以补充有氧、无氧锻炼中无法获得的益处；能够扩大关节韧带的活动范围，有利于提高身体的灵活性和协调性；

能够加强肌肉韧带的营养供应，延缓肌肉韧带的衰老。

在进行身体柔韧性练习前，要保持良好的身体状态，充足的睡眠与营养，精力旺盛。穿合适的衣物，选择较松散或是弹性较好的衣裤，鞋子最好是平底且合脚的运动鞋。

◆ 2. 练习方法

日常练习

尽量每天做一些伸展运动，如看电视的时候、等水开的时候，尽量减少久坐时间。

起坐练习

坐在椅子上，双脚平放在地板上，稍微分开。慢慢站起来，尽量不要用手（或尽可能少）。慢慢坐下，然后停下来。在整个练习过程中尽量保持背部和肩部的平直。重复做 8～15 次。

肩部练习

做柔和的圆圈运动，向上、向后、向下和向前耸起肩膀。慢慢做 5 次，然后反方向练习。

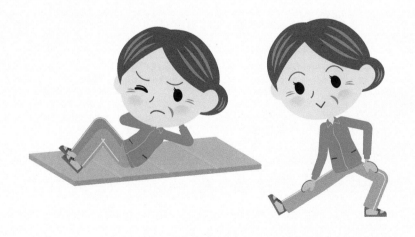

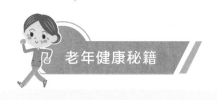
提升肌肉力量的锻炼法

❖ **1. 提升肌肉力量练习的好处以及练习前的准备**

美国运动医学学会的研究表明，从 50 岁以后，几乎每隔 10 年，人体的肌肉力量下降 15% ～ 20%。力量的下降会影响老年人日常生活的能力，如上楼梯、走路、拎菜篮子或者抱孙子等都需要老年人有一定的肌肉力量。此外，肌肉力量不足或肌肉萎缩会导致老年人摔倒、骨折等，也有引起肥胖的风险。进行肌肉力量锻炼能够很好地预防这些问题。

在进行肌肉力量锻炼前，老年人一定要全面了解自身身体状况，不盲目进行锻炼。要保持良好的精神状态和旺盛的精力，选择合身的、弹性较好的运动装和运动鞋，做好流汗后的衣物处理。

❖ **2. 练习方法**

起立坐下

锻炼部位：腿部

动作要领：坐在椅子边缘，双脚放在地面与肩同宽，身体微前倾。双眼注视前方，腿部用力，手臂放松，慢慢从椅子上站起来。向下坐之前保持身体直立，然后臀部慢慢开始靠近椅子。

练习量：做 1 ～ 3 组，每组 10 次左右。

模拟深蹲

锻炼部位：臀部和腿部

动作要领：手扶椅背，双脚与肩同宽站立。尽量弯曲双腿下蹲，膝盖保持正直，不要外翻（两个膝盖朝外张）或者内扣（两个膝盖向内夹）。下蹲过程，小腿可以略向前倾，注意保持膝盖在地面的投影不要超过脚趾。臀部用力慢慢站起来。

练习量：做 1 ～ 3 组，每组 10 次左右。

扶墙俯卧撑

锻炼部位：上肢

动作要领：站立在距离墙壁大约一臂远的位置。双手与肩同宽，扶在胸口高度的墙壁上，手指朝向上方。保持背部挺直，逐渐弯曲双臂，上身向墙壁靠拢，缩小身体与墙壁间的距离。慢慢还原到起始姿势。

练习量：做 1 ～ 3 组，每组 10 次左右。

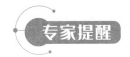

老年人提升肌肉力量锻炼中的注意事项

由于老年人的机体会出现不同程度的退化，尤其是心肺功能、肌肉骨骼等，因此老年人在进行肌肉力量锻炼时要与其他运动区别对待，尤其要注意自我监控。在锻炼时一定要防止憋气、过分用力、突然弯腰、速度过快等，还要注意锻炼与休息合理分配。

老年人在进行肌肉力量锻炼时，心率不要超过 120 次 / 分钟，如果运动中出现脉搏跳动过快或出现脉搏减慢、不规律等情况，应立即停止锻炼，必要时应立即去医院检查。

建议老年人进行肌肉力量训练，每周锻炼 2 ～ 3 次，隔天或隔两天一次。老年人进行力量训练的部位应该以腿部、手臂、胸部、背部、腹部为主。

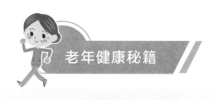

屈臂弯举

锻炼部位：上肢

动作要领：手持运动器材，双脚与肩同宽站立。双臂放在身体两侧，然后慢慢屈臂，使器材能够碰到肩膀。慢慢伸直手臂，放下器材。器材建议使用小哑铃或装沙的矿泉水瓶，重量可根据个人情况选择。

练习量：每侧做 2～3 组，每组 10 次左右。

预防肌肉萎缩的方法

一般来说，提升肌肉力量的锻炼都有助于预防肌肉萎缩，因此，肌肉力量锻炼在预防肌肉萎缩中有着很重要的作用。除了上述锻炼方法，本节将额外介绍几种简单的预防肌肉萎缩的锻炼方法。

1. 仰卧推举，仰卧在一长矮凳上，两足踏地，两手握 4 千克重的哑铃做仰卧推举或两臂交替推举。每组 10～15 次，做 2 组。

2. 仰卧位，两手置于身体两侧，两腿伸直并拢，然后上身不动，两腿往上举起，达到和上体成 90 度角即可，每组 10～15 次，做 3 组。

预防肌肉萎缩除了通过锻炼来预防外，还需要合理调配饮食结构。肌肉萎缩患者需要补充高蛋白、高能量饮食，提供神经细胞和骨骼肌细胞重建所必需的物质，以增强肌力，增长肌肉。早期宜选用高蛋白且富含维生素、磷脂和微量元素的食物。

此外，良好的精神状态也是必需的，老年人要保持乐观愉快的情绪。长期或反复精神紧张、焦虑、烦躁、悲观等情绪变化，可使大脑皮质兴奋和抑制过程的平衡失调，使肌跳加重，加速肌肉萎缩。

在进行预防肌肉萎缩的锻炼时，要注意劳逸结合，如已患有肌肉萎缩，过度的运动反而会加重病情。因为强行性功能锻炼会因骨骼肌疲劳，而不利于骨骼肌功能的恢复以及肌细胞的再生和修复。

3. 除了运动方式外，运动量也很重要

老年人在进行运动时，也需要考虑日常生活中的家务劳动量，因为老年人的体力和精力是有限的，如果超出自身的身体承受量，就会导致机体的劳损。要想每天保持一定的运动量，就要评估家务劳动时的代谢当量以确定运动量的多少。

推荐运动量

每周至少进行 3 次活动，每次运动至少 30 分钟，累计超过 150 分钟。中等强度运动心率在（220 −现在年龄）×0.6 至（220 −现在年龄）×0.7 之间。

对于自身运动量的判断一般是检测心率。一般来说，把运动后的心率控制在 110 ～ 140 次是比较合适的，老年人的标准可以更低一些。

也可根据运动中的呼吸状态来判定。如果运动中呼吸顺畅自如，呼吸次数增加，但节律不乱，说明运动量是适宜的；如果运动中上气不接下气，感觉到气喘憋闷，说明运动量过大。

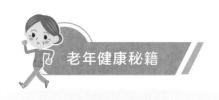

还可以通过自我感觉来判定运动量。如果运动后感到全身舒适，精力充沛，说明运动量是适宜的；如果锻炼后感觉全身疲惫，经一夜休息后疲惫感仍不消失，说明运动量过大。

身体活动的代谢当量

◆ 1. 代谢当量

代谢当量（MET）又叫梅脱，是以安静、坐位时的能量消耗为基础，表达各种活动时相对能量代谢水平的常用指标。每公斤体重从事 1 分钟活动，消耗 3.5 毫升的氧气，这样的运动强度为 1 MET。MET 值越大说明该项目的运动强度越大，1 MET 的活动强度，大约相当于成年人的基础代谢水平。

日常活动和部分运动的代谢当量

活动	代谢当量（MET）
穿、脱衣服，洗漱	2
沐浴	3.5
散步（4 千米 / 小时）	3
跑步（9.7 千米 / 小时）	10.2
家务劳动	4.5
做饭	3
上楼	9
下楼	5.2
骑行	3.5 ~ 5.7
广场舞	6
游泳	4.5 ~ 7
乒乓球	4.5

注：一般来说，运动的代谢当量大于等于6 MET为较高强度；3～5.9 MET为中等强度；不足3 MET为低强度。

能量消耗＝运动强度（MET）×0.0167×体重（千克）×运动时间（分钟）

◆ **2. 建议每日运动代谢当量**

每天运动10～17 MET（200～300卡路里的热量），能够有效起到锻炼身体的作用。但是运动量需要逐渐增加，且要避免过度。

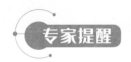

专家提醒

糖尿病和高血压患者如何运动

糖尿病患者运动指导

运动频率和时间为每周至少150分钟（3～4次/周），运动时间建议在饭后1小时，可以通过运动使餐后血糖下降，防止血糖波动过大。

每次运动持续20～30分钟为宜，避免空腹及感觉不适时运动。运动强度不宜过大，运动后的心率以不超过（170-年龄）次/分钟为宜。

建议以有氧运动为主，抗阻运动为辅。推荐的有氧运动有健步走、八段锦、广场舞等；抗阻运动有举哑铃、捏握力器等。

高血压患者运动指导

运动时间以餐后 1 小时运动为佳（从第一口饭算起）。

运动方式要固定，选择有氧的轻、中度运动，如健步走、太极拳、慢跑、健身操等。

根据自身病情、年龄、体重，固定运动量及时间。每次运动时间以 20 ～ 30 分钟为宜。

运动时要携带"求助卡"，卡上写好姓名，病情诊断及家属联系人电话，以备在出现特殊情况时，及时得到他人求助。定期监测运动前后的血压变化。

4. 老年人运动指南

运动的时间与地点

理想的运动场所是场地安全，空气清新，光线充足，设施齐全，服务周到的健身活动中心、健身广场、体育公园等。尽量避免在空气污染、声音嘈杂、场地破旧等不利于身体健康的场所进行运动。也可以根据自己的经济能力和需求建立属于自己的运动场所，如在院子、阳台等地购置运动器材。

运动也要因时制宜。不同的时间段、季节、气候对于运动的项目、强度、方式都有一定的影响。

春季气候适宜，环境宜人，一天中的最佳运动时间为上午

9 点到 10 点和下午 4 点到 6 点这两个时间段，在外进行慢跑、骑行等都是比较好的选择，体力较好的可进行登山、长跑等。

夏季气温过高，不宜剧烈运动，尤其要避开上午 11 点到下午 4 点的时间段以防中暑。

秋季和冬季都要注意保暖和出汗后衣物的加减，一般可选择下午 2 点到 5 点阳光充足的时间段运动，推荐太极拳、慢走等运动。

老年人作息时间推荐表

活动安排	时间
起床	7:00
早餐	7:20 ~ 8:00
散步	8:30 ~ 9:00
吃水果	11:00
午餐	12:00 ~ 12:30
午睡	13:00 ~ 14:00（30 分钟左右）
锻炼	16:00 ~ 18:00（春季） 14:00 ~ 17:00（秋冬季）
晚餐	18:00 ~ 19:00
休闲娱乐	19:00 ~ 20:00
洗漱	22:00 ~ 22:30
上床睡觉	22:30

推荐的运动方式

球类运动

健身球是一项既有趣味性，又有娱乐性的器械运动。锻炼时，手持两个健身球，沿顺时针方向有节奏地转动，能增强手

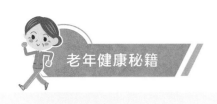

指、腕关节的韧性、灵活性，对预防老年人手指及指关节和腕关节僵直颇有好处。另外，坑健身球还能刺激手掌穴位，可反向性地调节中枢神经系统的功能，起到健脑益智、消除疲劳的作用。

打乒乓球锻炼可增强四肢、腰部、背部肌肉的力量，提高机体的耐受力，可有效地增强内脏功能，延缓衰老。

羽毛球和网球运动器材简单，携带方便，容易掌握，室内外均可进行，可用来增强腰背肌肉的力量，提高大脑皮质的兴奋性及小脑的灵活性和协调性。

台球是一种集智力与体力、运动和娱乐于一体的健身项目。动脑、动腿、动手及脚步移动，让老年人达到强身健体的目的。

慢跑

慢跑是一种中等强度的有氧运动，以较慢或中等的节奏来跑完一段相对较长的距离，以达到热身或锻炼的目的。

慢跑对于保持中老年人良好的心脏功能，防止肺组织弹性衰退，预防肌肉萎缩，防治冠心病、高血压、动脉硬化等，具有积极作用。也可以减肥、增强自身体质，提高免疫力。

慢跑时，跑步的节奏应该尽可能维持不变，躯干伸直，双臂弯曲，两手放松，头不能摆动。呼吸同样应该有节奏，用鼻子吸气，嘴巴呼气，以避免出现岔气。跑步时腿部动作放轻松，脚跟先着地，双手自然摆动。

慢跑的时间取决于慢跑者的训练程度。对于初学者或是中断体育运动较长时间的人来说，一开始每次运动 10 ～ 15 分钟，中间可以慢走。慢跑时间可以在一个月内逐步提升到 20 分钟。

慢跑运动的关键在于坚持，平均一周需要 3 次训练。一天中跑步的最佳时间在 17 点到 18 点之间。

慢跑时要注意选择平坦的路面，不要穿皮鞋或塑料底鞋，如果在柏油或水泥路面上，最好穿厚底胶鞋。跑前应先走一段，做做深呼吸，活动一下关节。例如，在公路上，应注意安全，尽量选择人行道。

广场舞

经常进行广场舞练习，心血管和呼吸系统都能得到良好锻炼，能改善心肺功能，加速新陈代谢过程，促进消化，消除大脑疲劳和精神紧张，从而达到增强体质，增进健康，延缓衰退，提高人体的活动能力等效果。跳广场舞还能消除紧张的情绪和缓解压力。

不同的广场舞的跳法也不同，因此老年人在选择跳广场舞时要选择适合自己身体状况的舞蹈，还可以选择自己喜欢的广场舞类别和音乐，这样可以激发积极性。建议老年人组成团体一起学习和锻炼。

跳舞时间过早、过晚、过长等都是不可取的。早上过早地空腹跳广场舞，可能导致低血糖的发生，严重者甚至会昏厥；晚上跳舞到很晚，不仅影响周围居民的休息，还会扰乱自身正常的生物钟，影响睡眠，进而导致多种慢性疾病的发生。此外，跳广场舞的场地一般会集中很多人，空气流通差，时间长了，对呼吸系统也会有影响。建议饭后 1 小时再去跳舞，每次不要超过 1 小时。

跳舞时选择宽松舒适的衣裤，鞋子选软底防滑的运动鞋。跳广场舞是一种有氧运动，在跳舞的过程中，以舞者能维持正常交谈、微微出汗为宜。

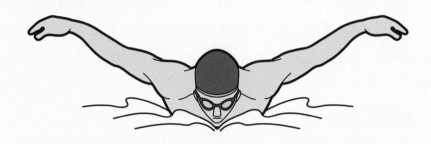

游泳

夏季天气较热，很多人不想出门到户外运动，这时前往游泳馆游泳就是一个很好的选择。游泳对于老年人来说也十分有益，它可以锻炼身体平衡力，有助于全身血液循环，增强心血管和呼吸功能，增强抵抗力。

初学游泳时，要在正规且有急救员的游泳馆练习，如果条件允许可以请专业教练教学。一般的游泳方式包括蛙泳、蝶泳、仰泳、自由泳等。

游泳的黄金时间为 40 分钟左右，可根据个人身体情况进行加减。在 20 ～ 45 分钟内最适合的距离是：60 ～ 70 岁的老人游 500 ～ 600 米，70 岁以上的老人游 300 ～ 400 米。

游泳前一定要充分了解自身身体情况是否适合这项运动，有慢性疾病的一定要请教医生，做好评估。

下水前要做好热身运动以免抽筋，一定要使身体各器官都得到活动，特别是四肢各关节的活动一定要充分，使身体感到有暖意。上岸后要及时擦干身体，因为老年人的抵抗力相对弱一些，不要在风口处停留，以免感冒。

安全第一，禁止去无人看管的江河湖泊游泳，要去正规的、有专业人员看管的游泳场所。最好有人陪伴练习。

快走

快走是一种十分便捷且有效的锻炼方式，尤其是对于老年人来说，简单有效且可行性强，坚持每天快走能够有效预防中风、糖尿病、心脏病、骨质疏松症等。

快走并没有固定速度作为判断标准。它是一种努力的尽量快的步行，再快些会感觉走起来舒畅，有想要慢跑的冲动。这样的情况就是标准的快走了。

找到自己的标准的快走速度后，可以稍微加快速度让肢体的动作显得有些夸张，也可以稍微减慢速度。

快走的最佳时间是饭后 1 小时，早晨或晚上都可，可以选择车辆较少，环境较好的地方来回快走。

走路速度较快的人，每分钟能走 120 ～ 130 步。每天 1 万步的量需要 1.5 小时，可以分次完成，每次至少快走 30 分钟。

快走时准备好运动衣、舒适的鞋，注意保暖。快走前做一做适度的拉伸运动，慢步 5 分钟之后，就可加快步伐了。

健步走

健步走是一种区别于平时走路的锻炼方式，它的优点在于简便易行，不容易出现损伤，适合各种人群；地点随意，不需要特殊场地。如果心率达到 110 次每分钟，保持 10 分钟以上就有提高心肌和血管功能的作用，还可以预防骨质疏松症。

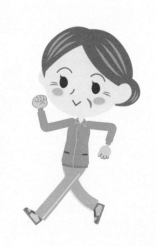

健步走时身体放松，自然呼吸。抬头、挺胸、收腹、目视前方，站姿挺拔。重心落在脚掌，双臂随着脚步进行摆动。一般来

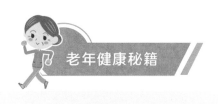

说，男士 90 ～ 130 步 / 分钟，女士 80 ～ 120 步 / 分钟，每次连续走不少于 30 分钟。健步走也要根据个人身体情况来确定锻炼时间。

健步走时要选择柔软舒适的运动鞋和运动装，注意保暖。运动前要进行热身，开始的 5 ～ 10 分钟时步伐不要迈得很快或很大，停止时也不要突然停止，一般在停止前 5 ～ 10 分钟要减缓脚步，使心率恢复到一个正常水平。

瑜伽

瑜伽是一项古老且易于掌握的健身运动，它能够舒缓心情，放松全身，修身养性。瑜伽有促进血液循环，加速新陈代谢，促进体内代谢废物排出的功效。还能够增加机体柔韧和平衡性，能提高运动能力，减少进行其他运动时的损伤。并且能释放学习和工作中的压力。因此，很多人选择在闲暇时间做瑜伽，但要注意的是，瑜伽与其他运动一样，在不正确的练习下是会给身体带来一定伤害的，需在专业人士的指导下练习。而且做瑜伽时一定要注意力集中，把动作做到位。

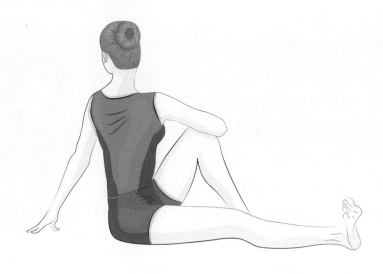

初学者最好请教专业的瑜伽老师，在正规瑜伽馆里进行学习，熟练掌握后可以在家自行练习。瑜伽垫的选择对于初学者来说也很重要，首先要保证瑜伽垫防滑，其次是材质无毒无味，最适合新手用的瑜伽垫材质是热塑性橡胶（TPE）。另外，要选择吸水性好的，对于新手来说，选择6毫米左右的较厚瑜伽垫更为合适。

八段锦

八段锦是一套独立而完整的健身功法，动作柔和简单，特别适合老年人练习。它能够缓解肌肉筋骨的紧张和疲劳；能够矫正肩背部及脊柱弯曲畸形，对于肩周炎、脊柱侧弯有着良好的改善作用；能够提高免疫力，促进血液循环，提高睡眠质量，使人保持平静良好的心情；还能调理身体，健脾和胃，通经活络，对于改善近视、弱视也有一定好处。

练习方法：

第一式：两手托天理三焦，本式托举、下落为1遍，共做6遍；

第二式：左右开弓似射雕，本式一左一右为1遍，共做3遍；

第三式：调理脾胃须单举，本式一左一右为1遍，共做3遍；

第四式：五劳七伤往后瞧，本式一左一右为1遍，共做3遍；

第五式：摇头摆尾去心火，本式一左一右为1遍，共做3遍；

第六式：两手攀足固肾腰，本式一上一下为1遍，共做6遍；

第七式：攒拳怒目增气力，本式一左一右为1遍，共做3遍；

第八式：背后七颠百病消，本式一起一落为1遍，共做7遍。

一般每天做1～2次，坚持3～6个月可见成效。

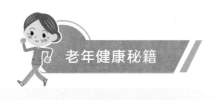
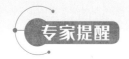

老年人在冬季如何运动

冬季运动是一把"双刃剑"，科学运动可以让锻炼事半功倍，不科学的运动则会加速伤害身体。

冬季运动有益于保持心脏的健康、增强身体的免疫力、缓解疲劳、改善情绪和减肥等。冬季户外运动，可以在寒冷的季节充分享受到阳光，促进人体钙的吸收，对于中老年人来说，坚持冬季运动可以很好地预防骨质疏松症。

但在雾霾天气里一般不建议老年人在户外运动，因为雾霾天对呼吸道的损伤很大，抵抗和预防作用也会降低。这种天气可以选择在体育馆、健身馆或者家中进行适宜的活动。

冬季进行运动时，要注意以下事项。

注意保暖

寒冷的冬季，身体的各个器官功能都处于较低的水平，韧带和肌肉都比较僵硬，所以在运动的时候，应该进行一定时间和强度的热身活动，如牵拉韧带，放松肌肉。如果在室内进行运动，要考虑有没有开空调，如果室温比较低，建议着长袖上衣和裤子进行锻炼，在锻炼一定时间后身体微微发汗，可换为短袖锻炼。运动后也要注意保暖，及时擦干汗液，出汗结束后增加衣物。

预防损伤

冬季很多人都会选择室内活动，在使用健身器械的时候一定要在专业教练的指导下，采用正确的运动姿势，否则不仅达不到运动效果，反而会适得其反。

坚持科学运动，循序渐行

坚持运动是一个非常好的习惯，一旦坚持下来，对身体十分有好处，因此即使在冬季，也提倡大家坚持运动。

运动时一定要量力而行，尤其是对于有慢性疾病的老年人来说，要根据个人身体情况来决定锻炼量。

高血压患者在冬季要坚持进行轻而有效的有氧运动，注意保暖，时刻自我监测心率。冬季推荐的运动为健步走。

糖尿病患者在冬季不宜选择早晨运动，因为很多患者还伴有心脑血管并发症，遇到冷空气刺激或劳累很容易加重病情。此外，早晨的血糖很低，此时空腹锻炼，极易引发低血糖，出现心慌、乏力、胸闷、出虚汗等，严重时可引起低血糖昏迷甚至死亡。

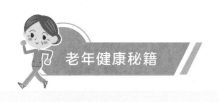

5. 建立三道防护网，运动更安全

一防陷入运动误区

老年人运动，要避免陷入误区，特别是以下几种。

◆ 1. 认为运动前的热身无所谓

任何热身动作都可以提高肌肉的适应性，使关节变得灵活。在尚未准备好的情况下，肌肉筋骨承受突然性的大动作，很容易导致损伤。

◆ 2. 认为负重会长胖

负重不仅可以减少身体的脂肪量，在人体新陈代谢中还会继续消耗体内的脂肪。

◆ 3. 认为出汗越多越能减肥

科学研究证明，流汗消耗的是水、盐分和矿物质，而不是脂肪。如果锻炼后不及时加减衣物和补充水分，反而会起到反作用。

◆ 4. 认为运动期间可以尽兴吃喝

许多人认为，运动消耗了能量就可以大吃大喝。其实不然，尽管运动时的身体确实会消耗更多的热量和碳水化合物，但也不能放任自己大吃大喝，仍要保持营养平衡，多吃水果、蔬菜、谷物及瘦肉。

◆ 5. 认为超负重锻炼效果更好

有的人喜欢在锻炼的时候在手腕脚踝部戴上负重物，这并不适合所有人，尤其是超负荷，过量的负重可能会造成肌肉和关节的损伤以及肢体的畸形，包括脊椎变形等，所以进行负重锻炼一定要慎重。

二 防跌倒

老年人在运动的时候，一定要注意预防跌倒。随着年龄的增长，人体含钙量下降，很容易导致骨质疏松，跌倒时骨折的概率也会因此大增。

跌倒还容易引起脑震荡、脑挫伤、脑出血等脑部外伤，一旦出现脑部疾病，危险性很高。

由于老年人跌倒恢复较慢，加上一系列并发症，很有可能让老年人长期卧床，生活不能自理，进而导致心理出现问题，造成抑郁、失眠等精神疾病。

为了预防跌倒，运动场地要选择平坦的地方，保持合理的运动强度，不追求大运动量。必要时可以在衣服关节处加上护垫以防摔倒时损伤关节。

三 防肌肉劳损

肌肉劳损常常出现于过度的劳作或者运动之后。

无论是哪个年龄段的人在进行运动前都要进行热身运动，尤其对于机体出现退化的老年人来说，合理的热身有助于减少肌肉关节的损伤，让接下来的运动事半功倍。

热身时，首先要做伸展活动，在时间足够时全身各部分都要做到，包括颈、背、肩、胸、脊柱、四肢、踝、腕、髋、膝、跟

腱、足趾和手指。主要是伸展、拉伸上述部位。

此外，老年人的运动健身一般都是全身性的，在准备活动时有必要进行一定强度的全身活动，以提高各个组织器官的功能水平。准备活动可以是慢跑、快步走，活动时强度达到心率 90 ～ 100 次 / 分即可，体质较弱的老年人可以适当降低一些，身体有微微出汗或发热的感觉即可。

Chapter **4**
第四章

定期体检，
提前发现疾病苗头

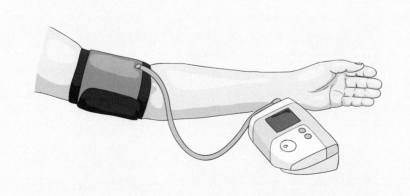

1. 定期健康体检的项目及检查内容

老年人的健康体检应包含个体健康相关信息的采集、基本体检项目和根据自身健康状况进行的个性化专项体检项目。

健康相关信息采集

老年人在进行健康体检前，应尽量全面地了解既往的健康状况，包括用药史，家族健康史，特别是患慢性疾病的情况，如是否有高血压、心脑血管疾病、糖尿病、肾病、肿瘤等；有无明显的躯体症状；日常的生活饮食习惯，如饮食、吸烟、饮酒、运动、

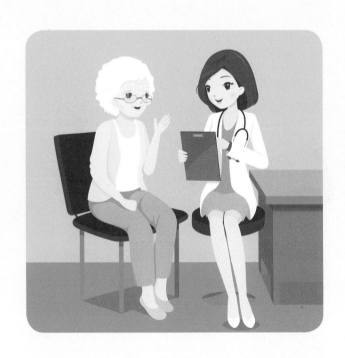

环境健康风险等；精神压力及睡眠情况，包括情绪、精神压力、焦虑抑郁状态等；个体健康素养。全面完整的健康信息采集，是确定老年人健康体检的具体项目内容的重要依据，不可轻视或省略不做。

基本健康体检项目（必检项目）

老年人健康体检的基本项目主要包含三部分：体格检查、实验室检查、辅助检查。

1. 体格检查：包括一般检查和物理检查两部分。

一般检查包括体重、腰围、臀围、血压、脉搏；物理检查包括内科、外科、眼科、耳鼻咽喉科、口腔科、妇科检查等。

2. 实验室检查：包括常规检查、生化检查、细胞学检查三部分。其中，常规检查包括血常规、尿常规、粪便常规＋潜血；生化检查包括肝功能、肾功能、血脂、血糖、尿酸，细胞学检查常进行的宫颈刮片细胞学检查是女性宫颈癌的早期初筛项目。

3. 辅助检查：包括心电图检查、肺部 CT 检查、超声检查、骨密度检测、眼底检查。超声检查应包括全腹部超声、甲状腺超声、乳腺超声、心脏超声、颈动脉和椎动脉超声。

个性化专项检查项目（备选项目）

老年人专项体检项目的内容，应根据前期收集到的健康相关信息，有针对性地选择相应的专项检查项目。专项检查可以与基本健康体检项目结合进行，也可只做个性化的专项检查。

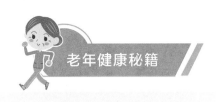

专项检查的重点是慢性疾病以及肿瘤的筛查与评估，包括心脑血管病（高血压、冠心病、脑卒中、外周血管病）、糖尿病、慢性阻塞性肺疾病、慢性肾脏疾病、部分恶性肿瘤（食道癌、胃癌、结直肠癌、肺癌、乳腺癌、宫颈癌、前列腺癌）等。具体分述如下。

高血压：到医院诊室测量血压（最好不少于 3 次的连续测量，必要时进行 24 小时动态血压监测）、心电图、胸部 X 线片、眼底血管照相、空腹血糖、血脂四项、血同型半胱氨酸、超敏 C 反应蛋白、肾素等。

冠心病：血压、心脏彩色超声、颈动脉超声、动态心电图、心电图运动试验、螺旋 CT 断层扫描冠脉成像（CTA）、空腹血糖、血脂四项、血乳酸脱氢酶及其同工酶、血清肌酸激酶及其同工酶、同型半胱氨酸等。

脑卒中：血压及动态血压检查、心脏彩色超声、颈动脉超声、经颅多普勒超声（TCD）、眼底血管照相、脑 CT；空腹血糖、血脂、血肌酐、尿微量白蛋白、血液黏滞度监测、血小板聚集、超敏 C 反应蛋白、纤维蛋白原、同型半胱氨酸等。

糖尿病：血压、空腹血糖、餐后 2 小时血糖、糖耐量试验（OGTT）、糖化血红蛋白、糖化白蛋白、血脂、尿糖、尿酮体、尿微量白蛋白、胰岛素功能检查。

慢性阻塞性肺疾病：肺功能检查、肺部 X 线检查、肺部 CT 检查、血沉、白细胞、红细胞、红细胞比容等。

恶性肿瘤的筛查（见下表）。

恶性肿瘤筛选项目

肿瘤类型	筛查项目
肺癌	肺部低剂量 CT，肺部肿瘤标志物
肝癌	肝脏超声、肝脏 CT、甲胎蛋白（AFP）
乳腺癌	乳腺超声检查、乳腺钼钯检查、癌抗原 153（CA153）、CA125、癌胚抗原（CEA）
宫颈癌	宫颈超薄细胞学检查（TCT）、人乳头瘤病毒测试（HPV）、鳞癌抗原（SCC）、CEA
结直肠癌	肛诊、大便潜血、结肠镜、CEA、CA199、CA242
胃癌	胃镜检查、气钡双重造影、幽门螺杆菌检查（HP）、胃蛋白酶元及胃泌素测定、CEA、CA724
前列腺癌	前列腺触诊检查、前列腺超声检查、前列腺特异抗原（PSA）、游离前列腺特异抗原（FPSA）

健康体检中的注意事项

　　健康体检的部分项目要求空腹进行，所以体检前一天晚上 8 点后要禁食，晚 10 点后禁饮水。

　　体检当日早晨禁食、禁饮水。做完空腹检查项目（如抽血、腹部彩超、碳 -13 检查）后方可进食；做膀胱、前列腺、子宫、附件超声时要憋尿，如果无尿，则需饮水至膀胱充盈后再进行检查。如患有糖尿病、冠心病、高血压等慢性疾病，可正常服药（喝一小口水服下），并随身携带常规（急救）药品。

　　按规定时间采血。采血最迟不宜超过上午 10 点，太晚会由于体内生理性内分泌激素的影响，导致血液状态发生变化，虽然是

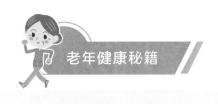

空腹采血，但检测值容易失真（如血糖值），失去化验的意义。

体检当天早晨留置大、小便标本，大便标本以蚕豆大小为宜；留取尿标本时最好留当日第一次晨尿的中间段，以半杯（8～10毫升）为宜。

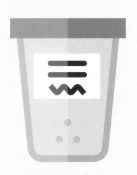

体检当天早晨留置大、小便标本

做心电图和测量血压，应在安静状态下进行。如有运动，应在运动后休息至少10分钟再做检查，并避免精神紧张和情绪激动，以免影响检查结果。

体检当日最好穿宽松轻便的服装，避免穿着带有金属饰物和金属扣子的衣服、不佩戴首饰，以免影响放射检查。

2. 健康体检异常结果的管理

仔细阅读和高度重视健康体检报告

健康体检是通过医学的手段和方法对受检者进行身体检查，评估身体健康状况、早期发现疾病线索和健康隐患。

　　一份体检报告中包含了受检者的各类血液检查、体液检查的数据、指标、描述身体检查各部位的医学专业术语、医生的分析意见及指导建议等内容。受检者一定要仔细阅读健康体检报告，切不可"一检了之"，应重视并遵循体检报告中医生给出的指导意见和建议，这样才能真正发挥定期健康体检的作用。

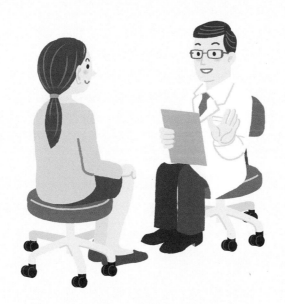

受检者一定要认真对待健康体检报告

正确解读健康体检报告

　　面对一份内容繁多、描述中大量使用医学术语的体检报告，受检者应该如何正确解读呢？可以把体检报告的内容大致分为两大类，按分类进行管理。

　　第一大类是体检没有发现特别异常的健康风险和重大疾病，体检报告中的血压、血液、体液检测的各类数值均在正常范围内

或略高于参考值。此类属于定期体检动态观察、定期复查或必要时门诊专科就诊的情况。常见的结果见下表。

血压等于或略高于 140/90 毫米汞柱

空腹血糖正常或略高于 6.1 毫摩尔 / 升，餐后 2 小时血糖正常或略高于 7.8 毫摩尔 / 升，糖化血红蛋白正常或略高于 5.8

血常规略高于或低于正常值

血脂、血尿酸及血清肿瘤标志物（如前列腺特异抗原、甲胎蛋白、癌胚抗原、CA-199 等）正常或略高于正常水平

心电图、超声检查、X 线检测中未见异常，或者报告了一些良性的、且较小的异常结果（如甲状腺、乳腺的良性结节、较小的子宫肌瘤、附件囊肿、肺部纤维增殖灶、良性结节、肝肾小囊肿或较小的血管瘤、胆囊结石、息肉等；心电频率和节律正常或轻度异常，心脏瓣膜轻度关闭不全等）

　　针对此类情况，原则上可按照体检报告中给出的医学指导意见和建议进行定期复查，动态观察，和（或）必要时到相应的专科门诊就诊，按专科医生的医嘱进行饮食、运动等生活方式干预和（或）适当的药物干预即可，不必过分担心或焦虑。

　　第二大类是体检报告中出现重要的特殊异常结果、重大疾病风险及其线索、急慢性病变以及需要立即复查或转入临床诊治的情况。出现这类情况时，应严格按照体检报告和体检医生的建议进行相应的检查和就诊，必要时立即到医院就诊，切不可轻视或犹豫不决，以免延误诊疗时间，影响治疗效果。此类情况见下表。

---

1. 血压、血液、体液检测的各类数值大于或小于参考值的数倍以上

血压异常：收缩压 ≥ 180 毫米汞柱和（或）舒张压 ≥ 110 毫米汞柱，伴头痛头晕等急性症状，或安静休息后复测血压仍达此标准

高血糖：空腹血糖（FPG）≥ 13.9 毫摩尔 / 升，合并尿酮体阳性或随机血糖 ≥ 20.0 毫摩尔 / 升；低血糖：空腹血糖 ≤ 2.8 毫摩尔 / 升

续表

肝功能异常：谷丙转氨酶（ALT）≥ 15 倍；天冬氨酸氨基转移酶（AST）≥ 15 倍；总胆红素 ≥ 5 倍

肾功能异常：血肌酐（Scr）≥ 707 微摩尔 / 升

肿瘤标志物异常：甲胎蛋白、前列腺特异抗原、癌胚抗原是特异性、敏感性均较高的肿瘤标志物，对于老年人应特别关注，即使高出参考值 1 倍也应引起高度的重视

尿、便常规异常：尿中发现大量红细胞（镜下或肉眼血尿）、蛋白、酮体等；粪便检测中发现明显的潜血阳性、异常脱落细胞等

2. 心电图、超声、X 线检查中发现重大的异常结果

心率 ≥ 150 次 / 分或 ≤ 45 次 / 分；心电图发现疑似各种急性心肌缺血的心电图改变

X 线检查：肺部占位：高度可疑恶性病变；中等量的胸腔积液；肺部炎症征象：大片肺实变或渗出性改变；疑似活动性肺结核等肺部传染性疾病；纵隔占位或骨骼占位性病变：高度可疑恶性病变

超声检查：体检组织器官的各部位（腹部、甲状腺、乳腺、子宫附件等）的超声检查中发现了占位病变，且高度可疑恶性病变；肝脏、肾脏囊肿、血管瘤 ≥ 5 ~ 10 厘米或合并感染、出血等；泌尿系梗阻伴中度以上肾积水；腹膜后淋巴结明显肿大；胃肠道占位病变；其他器官可疑恶性占位病变

健康体检报告中常见术语含义

体检报告中常会见到"复查""定期复查""到某某专科就诊"等术语，对报告中的这一类术语一定要重视和认真对待，并遵照执行。

"复查"通常是指某一项检查指标在此次检查中出现异常，可能与检查前饮食、休息、运动、用药等因素有关，应在一周内进行第二次检查，以此明确是否仍然异常。

"定期复查"是指此次体检的结果基本已有结论，针对所得结论需要 3 个月、半年或一年重复检查一次，观察其变化，如在体

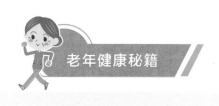
检中发现甲状腺、肺部良性结节、胆囊息肉、肝（肾）囊肿、子宫肌瘤等，可通过定期复查，了解其大小、形态等变化情况，以达到必要时可及时干预的目的。

"进一步检查"是说明在体检中发现了问题又未能确诊，需要通过进一步检查来及时明确诊断。

"到某某专科就诊"是指体检中发现的异常结果需要到相关的专科门诊就诊，以确定下一步的干预措施。

3. 家庭日常自我监测的项目及内容

血压、脉搏、体温的测量

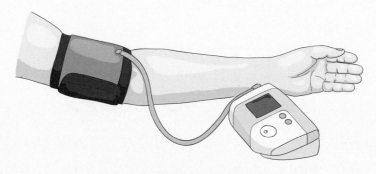

老年人家中应自备电子血压计

老年人应主动关注日常自身的血压、脉搏、体温的变化，特别是血压的变化。家中应自备电子血压计、体温计，以方便随时测量。血压的测量最好是选择在每日上午、下午相对固定的同一时间进行。

在使用电子血压计测量血压时，为避免误差，最好连续测量 3 次，取 3 次的平均值，并且左右胳膊均应进行测量，以血压高的一侧为准。电子血压计在测量血压时会同时显示当时脉搏的数值，应一同关注。用专用记录本记录下每日测量的血压、脉搏值，一旦出现大的变化可及时发现，进行妥善的处理，必要时到医院就诊。

测量体温的目的在于当老年人出现身体不适时，能够通过体温的异常变化及时预警可能出现的健康问题，以进行妥善干预。

血糖的测量

日常测量血糖，可在家里自备血糖仪进行自我测量或由他人协助测量。测量时应严格按照操作规程进行，避免因为操作不当影响了检测结果的准确性。如手指的消毒应用 75% 的医用酒精而不可使用碘伏消毒液，同时血糖仪应按规定定期校验，以确保血糖仪工作正常。

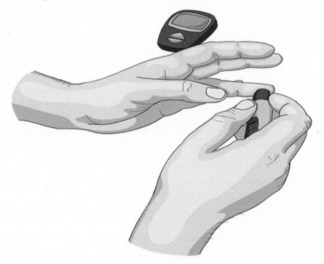

家庭自测血糖不能完全替代定期到医院抽血化验检查血糖

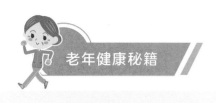

需要特别注意的是，家庭自测血糖，只能作为血糖的日常监测，不能完全替代定期到医院抽血化验检查血糖，以避免因为血糖仪故障错报数值而延误诊疗。

粪便、尿液情况的观测

粪便和尿液的家庭日常自我监测，主要是通过观察每日大小便的性状、颜色、气味、次数、有无伴随的疼痛等异常情况进行观测。

日常大小便后不要"一冲了之"，要先进行目测，如发现排出的尿液呈酱油色、浓茶色或棕色要考虑血尿的情况；如尿液中出现大量泡沫，呈现乳白色时要排除是否有蛋白尿、乳糜尿的情况；如新鲜尿液即有氨臭味，提示有尿路感染；糖尿病酮症酸中毒时，因尿中含有丙酮，尿液会有烂苹果气味等。

24 小时尿量超过 2500 毫升（在正常饮水量的情况下），称为多尿，应排查糖尿病、尿崩症等；如果 24 小时尿量少于 100 毫升或 12 小时内没有尿，称为无尿或尿闭，要警惕心脏、肾脏疾病。

大便后要重点观察大便的性状和颜色，如果大便是黑色或红色，要查找原因。黑色的大便在排除饮食、药物所致的前提下，常见于上消化道少量出血，而红色直接为便血，常常为痔疮、溃疡性结肠炎、肿瘤等所导致；大便次数过频，明显多于平日，要排除消化道问题；如果大便中出现脓、黏液等情况要注意是否有肠道感染的情况存在。

Chapter 5
第五章

把慢性病管起来，
我的健康我做主

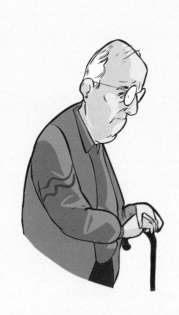

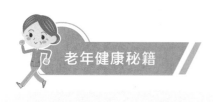

1. 应对慢性病的原则

慢性病是指病情持续时间长、发展缓慢的疾病，主要包括心脑血管疾病、癌症、慢性呼吸系统疾病、糖尿病等，是影响老年人健康的主要原因。

心脑血管疾病具有高患病率、高致残率、高复发率和高死亡率的特点，带来了沉重的社会和经济负担。

高血压、血脂异常、糖尿病，以及肥胖、吸烟、缺乏体力活动、不健康饮食习惯等是心脑血管疾病主要的且可以改变的危险因素。对这些危险因素采取干预措施不仅能够预防或推迟心脑血管疾病的发生，而且能够和药物治疗协同作用预防心脑血管疾病的复发。

慢性病的自我管理要做到以下几点。

保持良好心态，践行健康生活方式

老年人的心理和机体调节能力差，容易因环境因素引起血压、心率波动及内分泌紊乱，使心脑血管疾病复发。

建议老年人以有益身心的爱好充实自己，养成健康的生活方式，早睡早起、不沾烟酒、规律作息、保证三餐、合理饮食、适当锻炼、心情愉悦，保持健康的心理和生活方式。

积极配合治疗，减少并发症

老年人常有多种慢性病共存，高血压、糖尿病、高血脂及心脑血管疾病等慢性病患者，需要长期服药。不论患病的情况如何，老年人都应树立战胜疾病的信心，配合医生积极治疗，在原有疾病相关症状和指标稳定的情况下，无须调整用药方案。

患者需关注日常用药可能出现的严重不良反应，一旦发现要及时就诊。比如，服用阿司匹林期间出现上腹痛、黑便，提示可能有消化性溃疡及消化道出血；服用他汀类药物出现持续性肌肉酸痛，提示可能出现肌炎或者肌溶解；服用美托洛尔期间出现头晕、心率变慢或者喘息、呼吸困难，提示可能有缓慢性心律失常或者哮喘发作。

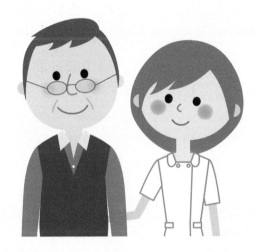

树立战胜疾病的信心，配合医生积极治疗

定期监测相关健康指标

老年人应关注身高、体重、腰围、心率、呼吸频率等指标变化，关注血压、血糖水平；临床辅助检查，包括血压、心电图、肺功能等指标；实验室检测指标，包括血常规、尿常规、空腹血

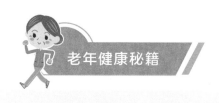

糖、餐后2小时血糖、糖化血红蛋白、总胆固醇、甘油三酯、低密度脂蛋白胆固醇、高密度脂蛋白胆固醇、C反应蛋白、肝功能、肾功能等。

学习掌握正确的自救措施

老年人应学习并掌握一些突发疾病在发病初期的征兆、自救措施及紧急就医指导。比如，发生急性心肌梗死时，疼痛的部位（心前区、胸骨后、剑突下、左肩等）与心绞痛相同，但持续时间较长，程度重，并可伴有恶心、呕吐、出汗等症状。出现此类症状时，患者要绝对卧床休息，松解领口，保持室内安静和空气流通。有条件者可立即吸氧，舌下含服硝酸甘油1片，同时立即呼叫急救中心。切忌乘公共汽车或步行去医院。

学习掌握慢性病自我管理的技能

要掌握如何正确地测量血压、血糖，了解药物的种类，合理饮食，了解如何控制好情绪等基本知识。老年人要维持日常社会生活角色，力所能及地做家务、工作、社会交往等；要增强自信心，学习心理调节技能，缓解愤怒、挫折感和偶尔的情绪低落等不良情绪。

了解中医饮食调养知识

自古以来，中医都很重视饮食调理，学习了解中医饮食调养知识、技能，可以保持人体的正常功能，提高机体抗病能力，还可通过饮食疗法治疗某些疾病。

饮食养生也需遵循一定的原则和法度："和五味"，即食不可偏，要合理配膳，全面营养；"有节制"，既不可过饱，亦不可过饥，食量适中，方能收到养生的效果；注意饮食卫生，防止病从口入；因时因人而异，根据不同情况、不同体质，采取不同的饮食搭配。

2. 常见慢性病的预防

老年高血压

◆ 高血压对身体危害大

高血压是一种非常常见的慢性病，是一种"心血管综合征"，其患病率呈上升趋势，我国大约每10个成年人中就有2人患有高血压。

血压持续或3次非同日血压测量收缩压≥140毫米汞柱和（或）舒张压≥90毫米汞柱，则可诊断为高血压。

老年高血压的定义是指年龄大于65岁的高血压患者，我国老年人群中年龄高于60岁的高血压患病率为49.1%，约每2个老年人中就有1人患有高血压。

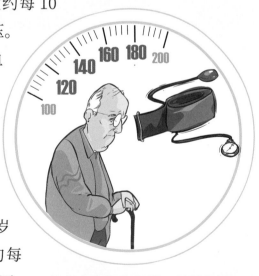

很多人患有高血压，却不自知

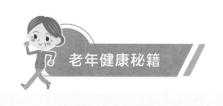

心脑血管病的发生和死亡一半以上与高血压有关，但很多人并不重视对血压的监测，有不少老人是因脑出血、心脏病住院才诊断出高血压。

◆ 临床表现

老年高血压患者多属高危及极高危患者。单纯收缩期高血压患病率高、脉压差大、血压波动大，是老年人动脉硬化的表现，也是老年高血压的最重要特征。

1/3的老年患者易发生直立性低血压，其主要表现为头晕目眩、站立不稳、视力模糊、软弱无力等，严重时会发生大小便失禁、出汗甚至晕厥。约有1/3的老年患者的血压呈季节性变化，以收缩压（高压）变化最为明显，尤其是70岁以上的老年人，一般冬季高、夏季低，因而应加强冬季血压的监测与控制。还有一部分患者无症状，往往在健康体检或就诊时才发现。

◆ 如何防控高血压

超重或肥胖、高盐饮食、吸烟、酗酒、长期精神紧张、体力活动不足者等是高血压的高危因素，故要注意控制以上危险因素。

预防和控制高血压，要注重合理膳食，特别是要注意膳食中盐的摄入，戒烟限酒，减少摄入富含油脂和糖类的食物。

酌情量力运动，根据个人健康和体质，在医务人员的指导下，选择合适的运动形式、运动时间，以有氧耐力运动为主，如健步走、慢跑、游泳、太极拳等运动，活动量一般应达到中等强度。

高血压患者要学会自我健康管理，认真遵医嘱服药，经常测量血压和复诊；关注并定期进行血脂检查，防范脑卒中发生，如果能降低血压、控制血脂、保持健康体重，可降低脑卒中发生风险；建议房颤患者遵医嘱采用抗凝治疗。

控制高血压的药物有钙拮抗剂、血管紧张素转换酶抑制剂（ACEI）、血管紧张素Ⅱ受体拮抗剂（ARB）、利尿剂、β受体阻滞剂、低剂量复方制剂，要在医生的指导下合理用药。

冠心病

❖ 冠心病严重威胁老年人身体健康

冠心病是指冠状动脉粥样硬化使血管腔狭窄或阻塞，或冠状动脉痉挛导致心肌缺血缺氧或坏死而引起的心脏病，又称"缺血性心脏病"。

冠心病的诊断要根据临床表现、实验室相关检查、心电图、心脏彩超、冠脉血管造影等资料。

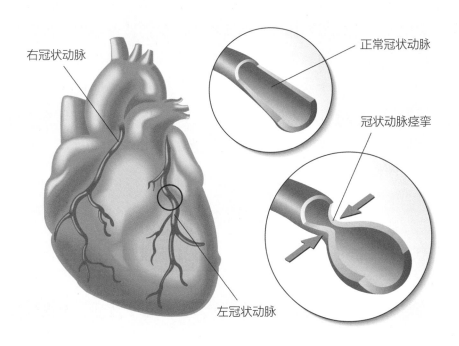

右冠状动脉

左冠状动脉

正常冠状动脉

冠状动脉痉挛

在冠心病的早期阶段，有部分老年患者临床症状无明显特征，所以容易错失最佳的治疗时机。

部分老年患者也存在腰背疼痛等首发症状，医生易误诊为肋间神经炎，从而掩盖典型症状。

冠心病包括不稳定型心绞痛、稳定型心绞痛、非 ST 段抬高性心肌梗死、ST 段抬高性心肌梗死、冠脉正常的心绞痛、无症状性心肌缺血和缺血性心力衰竭（缺血性心肌病）。

老年冠心病患者的增多与一些发病危险因素随增龄而增加有关，高血压、高脂血症、高血糖、纤维蛋白原的增高、吸烟、超重或肥胖，都增加了冠心病的发病风险。

◆ 冠心病的临床症状

冠心病以发作性胸痛为主要临床症状，发作部位主要在胸骨体中段或上段之后可波及心前区，范围有手掌大小，甚至横贯前胸，界限不很清楚；胸痛性质常为压迫、发闷或紧缩性，也可有烧灼感，偶伴濒死的恐惧感觉，有些患者仅觉胸闷不适；常因体力劳动或情绪激动所诱发，饱食、寒冷、吸烟、心动过速、休克等亦可诱发；疼痛可数天或数周发作一次，亦可一日内多次发作；一般在停止诱发症状的活动后即可缓解；舌下含服硝酸甘油也能在几分钟内使之缓解。

◆ 冠心病的预防

立即戒烟，避免接触二手烟。不饮酒或少饮酒。

超重或肥胖的患者减轻体重，身体质量指数应控制在 24 以下。

少吃肥肉、动物内脏等高脂肪食物，炒菜少放油，多吃新鲜蔬菜。

低盐饮食，患者每日食盐量不超过5克。

康复期患者应坚持慢跑、散步等活动。建议尽量保持每周3～5次，每次持续20～30分钟，推荐中等强度，具体活动安排应根据自己身体情况而定。

急性期患者好转出院后，可从每天活动10分钟开始，逐渐增加运动时间。

保持心情舒畅、情绪稳定；避免过度劳累，保证充足睡眠。

冠心病患者要长期药物治疗，即使在置入支架后仍需长期服药，切勿随意自行停药。如需调整药物，应先咨询医生。患者要随身携带硝酸甘油、单硝酸异山梨酯片、速效救心丸等急救药物。

在医生指导下定期复查心率、血压、血脂和血糖等，监测药物不良反应。

合并高血压、糖尿病、血脂异常等患者应控制血压、血糖、血脂等指标。

脑卒中

脑卒中又称中风、脑血管意外，是一种急性脑血管疾病，是脑部血管突然破裂或血管阻塞导致血液不能流入大脑而引起脑组织损伤的一组疾病，分缺血性卒中和出血性卒中两种。其中，缺血性卒中的发病率高于出血性卒中，占脑卒中总数的60%～70%。

调查显示，脑卒中已成为我国第一位致死原因，也是我国成年人残疾的首要原因；严重脑卒中可造成永久性神经损伤，急性期如果不及时诊断和治疗可造成严重的并发症，甚至死亡。

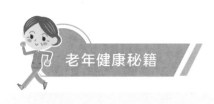

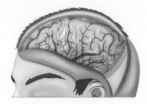
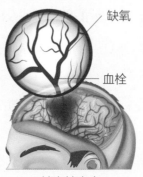
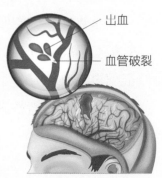

| 健康大脑 | 缺血性卒中 | 出血性卒中 |

脑卒中可分为缺血性卒中和出血性卒中

脑卒中的诊断要根据临床表现、头部 CT 或磁共振成像（MRI）检查。

脑卒中发病急剧，多无前趋症状，局灶性神经体征多在数秒至数分钟内达到高峰；无症状脑梗死和腔隙性脑梗死在老年人中常见。

❖ 脑卒中的临床症状

常见脑卒中的临床症状有：头晕，特别是突然感到眩晕；肢体麻木，突然感到一侧面部或手脚麻木，有的为舌麻、唇麻；暂时性吐字不清或讲话不灵；肢体无力或活动不灵；与平时不同的头痛；不明原因突然跌倒或晕倒；短暂意识丧失或个性和智力的突然变化；全身明显乏力，肢体软弱无力；恶心呕吐或血压波动；整天昏昏欲睡，处于嗜睡状态；一侧或某一侧肢体不自主地抽动；双眼突感一时看不清眼前出现的事物。

有上述不适，应尽快到医院就诊。

脑卒中特异性的治疗包括溶栓、抗血小板治疗、早期抗凝和神经保护等，非特异性的治疗包括降压治疗、血糖处理、脑水肿和颅内高压的管理等。目前认为，预防是最好的措施，其中高血压是导致脑卒中的重要可控危险因素。应在医生指导下规律合理用药，有效防治脑卒中。

慢性阻塞性肺疾病

慢性阻塞性肺疾病简称慢阻肺，是一种具有气流受限特征的可以预防和治疗的疾病。气流受限不完全可逆、呈进行性发展，与肺部对香烟烟雾等有害气体或有害颗粒的异常炎症反应有关。

慢性阻塞性肺疾病主要累及肺脏，但也可引起全身（或称肺外）的不良效应，可进一步发展为肺心病和呼吸衰竭的常见慢性疾病。它是老年人的常见疾病、多发病，随着社会老龄化进程的加快，可以预测在未来几年内，该病的患病率还会进一步上升。

❖ 临床症状

慢性阻塞性肺疾病的主要症状为：慢性咳嗽，通常为首发症状；咳痰；气短或呼吸困难，是此病的标志性症状；喘息和胸闷；全身性症状。

总体来看，呼吸困难、慢性咳嗽和（或）咳痰是慢性阻塞性肺疾病最常见的症状。40 岁及以上人群，长期吸烟、职业粉尘或化学物质暴露等危险因素接触者，有活动后气短或呼吸困难、慢性咳嗽咳痰、反复下呼吸道感染等症状者，建议每年进行 1 次肺功能检测，确认是否已患慢性阻塞性肺疾病。

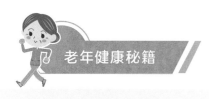
❖ 诊断与治疗

　　慢性阻塞性肺疾病的诊断应根据临床表现、危险因素接触史、体征及实验室检查等资料，综合分析确定。任何有呼吸困难、慢性咳嗽或咳痰，且有暴露于危险因素病史的患者，临床上需要考虑慢性阻塞性肺疾病的诊断。

　　诊断慢性阻塞性肺疾病需要进行肺功能检查，这也是诊断慢性阻塞性肺疾病的金标准。

　　慢性阻塞性肺疾病患病周期长、反复急性加重、有多种并发症，严重影响患者的预后和生活质量。慢性阻塞性肺疾病最重要的危险因素是吸烟、室内外空气污染物以及职业性粉尘和化学物质的吸入。通过积极控制相关危险因素，可以有效预防慢性呼吸系统疾病的发生发展，显著提高患者预后和生活质量。

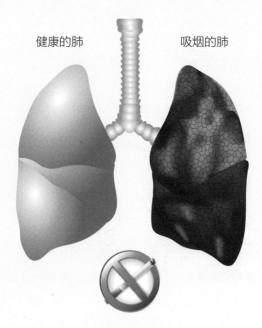

健康的肺　　　　　吸烟的肺

吸烟对肺的危害大

非药物治疗。注意危险因素防护。减少烟草暴露，吸烟者尽可能戒烟。避免与有毒、有害气体及化学物质接触，减少生物燃料（木材、动物粪便、农作物残梗、煤炭等）燃烧所致的室内空气污染，避免大量油烟刺激。空气污染严重的天气要减少外出或做好戴口罩等防护措施。提倡家庭中进行湿式清扫。

注意预防感冒。感冒是慢性阻塞性肺疾病、哮喘等慢性呼吸系统疾病急性发作的主要诱因。建议慢性呼吸系统疾病患者和高危人群主动接种流感疫苗和肺炎球菌疫苗。

加强生活方式干预。慢性阻塞性肺疾病患者要注重膳食营养，多吃蔬菜、水果，进行中等量的体力活动，也可以进行腹式呼吸、呼吸操等锻炼，在专业人员指导下积极参与康复治疗。

药物治疗。包括早期干预、稳定期治疗、急性加重期治疗，在医生的指导下合理用药。

慢性阻塞性肺疾病在祖国医学中属于"肺胀"范畴，系多种慢性肺系疾患反复发作，迁延不愈，导致肺气胀满，不能敛降的一种病证。多由先天禀赋不足或年老肝肾亏虚、脑髓不充所致。故中医在治疗上多采取滋补肝肾、填髓健脑的中药和食物进行治疗和预防。

食疗方面可选用百合白果牛肉汤，本汤具有补血养阴、润肺益气、止喘涩精的功效，适用于秋冬脾肺气虚所致的咳嗽咳痰、中气不足、声音沙哑、夜尿频数者；杏仁薏仁鸡蛋汤，本汤具有清肺热、排脓毒、养肺阴之功效，适用于秋冬季肺燥所致的肺痈，症见咳吐脓血、久咳不停、痰腥臭、胸痛、心烦、口渴、咽干、盗汗和消瘦等。

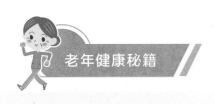

阿尔茨海默病

阿尔茨海默病又称老年性痴呆，是一种原因不明、智力和认知功能减退，行为及人格改变的进行性神经系统疾病。

阿尔茨海默病临床上以记忆障碍、失语、失用、失认、视空间技能损害、抽象思维及计算能力损害、执行功能障碍、人格及行为改变等全面性痴呆表现为特征。它的病因未明，与遗传、炎症、氧化应激、感染、头部外伤、胰岛素相关的糖代谢及脂质代谢异常、甲状腺功能减退等有关。

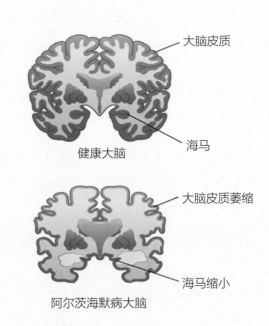

健康大脑

阿尔茨海默病大脑

目前对于阿尔茨海默病尚无法治愈，综合治疗可减轻病情、延缓发展。所以，早期诊断、早期治疗、家庭看护极为重要。建立和加强日常习惯，尽量减少需要记忆的任务，可以有效改善生活质量；充足的睡眠、合理的饮食、锻炼身体、良好的心境、脑力活动和亲友间的交往，都有助于防止该病的发生。

◆ 临床表现

阿尔茨海默病的临床表现可以综合为"ABC"三大症状："A"指的是日常生活能力降低（英文简写 ADL），包括基本生活能力（吃、穿、行、个人卫生、大小便和应用基本生活工具的能力）降低或丧失；"B"指的是精神行为（behavior）异常，表现为主动性减少、情感淡漠或失控、抑郁、不安、兴奋、失眠或夜间谵妄、幻觉（听、视）、妄想（被害、被窃、忌妒妄想等）、徘徊、无意义多动、自言自语或大声说话、焦躁不安、不洁行为、攻击倾向等；"C"是指认知功能（cognation）障碍，是阿尔茨海默病的基础症状。

◆ 早筛查、早治疗

由于阿尔茨海默病呈进行性发展，应进行早期筛查、早期诊断治疗。听力障碍可促进痴呆发生，所以注意对老年人进行听力保护或积极的听力矫正有助预防痴呆发生。

阿尔茨海默病患者常合并一些基础疾病，如高血压、糖尿病、高脂血症、脑卒中、甲状腺功能减退等，所以应学会自我管理慢性疾病，适当进行健康生活方式干预，合理膳食，低盐低脂低糖饮食，注重营养，避免肥胖，戒烟戒酒，规律生活，都会降低阿尔茨海默病的患病风险。

坚持适度的锻炼：经常做适度的有氧运动，可以增进循环系统健康，促进足够的氧气供应大脑，保持脑细胞代谢旺盛；手的运动对大脑是一种良性刺激，可增加脑血流量，满足大脑的需求，因此老年人应频繁活动手指。

积极进行社会交往：老年人要勤动脑，平常要常看有益身心

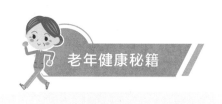

的书报杂志、影视节目，练练书法、学学绘画，或与人对弈、演奏歌曲，也可学电脑、学外语、玩智力拼图和模型等，培养自己的兴趣爱好；参加社会和集体活动，多与人交流，扩大生活空间，让自己的生活丰富起来。

调控情绪，保持良好心态。老年人要尽量避免不良心理刺激，学会自我控制和调节情绪；遇事要想得开，不以物喜，不以己悲，保持一颗平常心。心理上的年轻是一剂最好的健脑良药。

养成良好的饮食习惯、休息习惯和用脑习惯，在医生的指导下合理使用抗老年性痴呆的药物，延缓疾病发展，提高生活质量。

老年骨质疏松症

骨质疏松症是一种以骨量低下，骨微结构损坏，导致骨脆性增加，以易发生骨折为特征的全身性骨病。骨质疏松症分为原发性和继发性两大类，原发性骨质疏松症又分为绝经后骨质疏松症（Ⅰ型）、老年骨质疏松症（Ⅱ型）和特发性骨质疏松症3类。

骨密度测定——双能X线吸收法是诊断骨质疏松症的金标准。主要测定腰椎和髋骨的骨密度。

骨质疏松症的主要影响是其引发的相关骨折，即在受到轻微创伤或日常活动中即可发生的骨折。骨质疏松骨折的常见部位是脊柱、髋部和前臂远端，髋骨骨折危害最大，并发症多，致残率高，死亡率高，是预防和治疗的重点。

骨质疏松症是可防、可治的，尽早预防可以避免骨质疏松症及其骨折的发生。

❖ 骨质疏松症的临床表现

骨质疏松症本身没有特异性症状和体征。常见症状有以下几种。

疼痛：下背部疼痛最常见，疼痛沿脊柱向两侧扩散，仰卧和坐位时减轻，弯腰活动时加重。

身高减低、驼背：脊椎的前部主要由松质骨构成，是身体的基本骨架，容易压迫变形，脊椎前屈形成驼背，随着年龄的增大，驼背会变得更加严重，曲度加大。

骨折：骨折是最严重的并发症。不仅会增加患者的痛苦，也会增加患者的经济负担，限制患者活动，甚至寿命缩短。

❖ 以预防为主

骨质疏松症的危险因素包括种族、年龄、性别、家族史、饮食、运动、体重过低、性激素、吸烟、过度饮酒等。要注重早期预防，注意饮食的均衡及营养，戒烟戒酒，特别注意保证钙的足量摄入，必要时口服钙剂。适当多运动，对于已有骨量减少或骨质疏松症的患者，应注意运动项目的选择和运动量。

要尽量注意日常保护，行动不便者应选用拐棍等辅助工具，日常生活中要小心谨慎，如饭后起立、夜间起床等，以减少跌倒的危险，降低与骨质疏松症相关的骨折的发生率；应注意改变家居用品布局，在卫生间装把手，减少患者摔倒的风险；对于卧病在床者应多翻身，多擦洗，避免褥疮。

日常生活中要重视钙、蛋白质的摄入。每日应尽可能晒太阳，每日 15 ～ 30 分钟，但避免强烈阳光直射，防止灼伤。

❖ 患病后要积极治疗

在医生、健康管理师的指导下合理运动，以提高机体敏捷度、力量、姿势平衡等，运动应当循序渐进，由医生评估是否适宜。

骨质疏松症属于慢性疾病，治疗也是一个漫长的过程，所以治疗期间的检测也不容忽视。特别是要注意检测钙和维生素 D 的摄入充足与否。

老年骨质疏松症病因复杂，要在医生的指导下合理用药，并了解药物治疗会有相应的不良反应，学会监测不良反应症状，掌握基本应对常识；应按时服药，定期检查，不可大意。

便　秘

便秘是指排便次数减少，同时排便困难，粪质硬结、量少。正常人每日排便 1 ～ 2 次或 2 ～ 3 日排便 1 次，便秘患者每周排便少于 2 次。

诊断便秘时，医生会详细了解起病时间和治疗经过、近期排

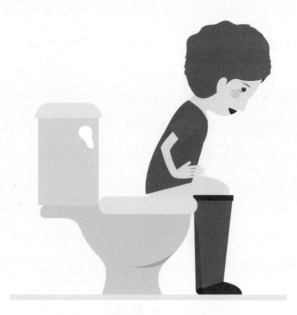

老年人过分用力排便时可导致脑血流的改变

便时间的改变，问清排便次数，有无排便困难、费力及大便是否带血，是否伴有腹痛、腹胀等，尤其要排除器质性疾病。

❖ 引起便秘的常见原因

消化液分泌减少：老年人便秘的患病率较青壮年明显增高，主要是由于年龄增长，老年人的食量和体力活动明显减少，胃肠道分泌消化液减少，肠管的张力和蠕动减弱，腹腔及盆底肌肉乏力，肛门内外括约肌减弱，胃结肠反射减弱，直肠敏感性下降，使得食物在肠内停留过久，水分过度吸收所导致。此外，高龄老人常因脑部疾病或精神抑郁症而失去排便反射，引起便秘。

老年人牙齿脱落，喜吃低渣精细的食物，由于缺少膳食纤维，使粪便体积缩小，黏滞度增加，在肠内运动缓慢，水分过度吸收而致便秘。

排便习惯：有些老年人没有养成定时排便的习惯，常常忽视正常的便意，致使排便反射受到抑制而引起便秘。

精神心理因素：患抑郁、焦虑、强迫观念及行为等心理障碍者易出现便秘。

肠道病变：肠道的病变有炎症性肠病、肿瘤、疝、直肠脱垂等，此类病变导致功能性出口梗阻引起排便障碍。

全身性病变：全身性疾病如糖尿病、尿毒症、脑血管意外、帕金森病等，也可引起便秘。

医源性（滥用泻药）：长期使用泻剂，尤其是刺激性泻剂，可因损伤结、直肠肌而产生"导泻的结肠"，造成肠道黏膜及神经的损害，降低肠道肌肉张力，反而导致便秘加重。引起便秘的其他药物还有如阿片类止痛药、抗胆碱能药、抗抑郁药、钙

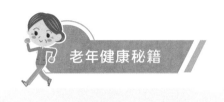

离子拮抗剂、利尿剂等。

◆ 非药物治疗

坚持运动：老年人尽量参加力所能及的运动，如散步、走路或每日双手按摩腹部肌肉数次，以增强胃肠蠕动能力。对长期卧床患者应勤翻身，并进行环形按摩腹部或热敷。

培养良好的排便习惯：在医生护士的指导下建立正常的排便习惯。

合理饮食：老年人应多吃富含膳食纤维的粮食和蔬菜、瓜果、豆类食物，每日至少饮水 1500 毫升，尤其是每日晨起或饭前饮一杯温开水，可有效预防便秘。此外，应食用一些具有润肠通便作用的食物，如黑芝麻、蜂蜜、香蕉等。

其他：防止或避免使用引起便秘的药品，不滥用泻药；积极治疗全身性及肛周疾病；调整心理状态，良好的心理状态有助于建立正常排便反射。

◆ 药物治疗

常用药物有促动力药、多种泻药及中药，要在医生的指导下使用适合自己的药物。

中医将便秘分为实秘和虚秘（气虚、血虚、阴虚、阳虚），治疗方法以润肠通便，顺气导滞，补气、养血、滋阴、温阳为主。老年患者多以虚秘为主，可将黑芝麻、胡桃肉、瓜子仁等分研细，稍加白蜜冲服，可滋阴养血，润肠通便。在饮食上可选用润肠通便的食物，如蜂蜜、芝麻、核桃、酸牛奶等，使粪便变软，便于排泄。

可选用针灸疗法：取足三里、天枢、支沟、照海穴，配上巨虚、气海穴，留针 20 分钟，每日 1 次，可润肠通便。

每日晨起做一些简便运动，如太极拳、慢跑等，有利于大肠蠕动加快，改善症状。

以脐为中心，两手绕脐，由小到大，顺时针螺旋式转摩36圈，再逆时针转摩36圈，对改善习惯性便秘有效。

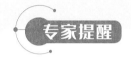

老年人用力排便危害大

老年人过分用力排便时，可导致冠状动脉和脑血流的改变，由于脑血流量的降低，排便时可发生晕厥。冠状动脉供血不足者可能发生心绞痛、心肌梗死，高血压者可引起脑血管意外等。用力排便时腹腔内压升高可引起或加重痔疮，强行排便时损伤肛管，可引起肛裂等其他肛周疾病。粪便嵌塞后会产生肠梗阻、粪性溃疡、尿潴留及大便失禁等。因此，对便秘应积极处理，以减少、避免不良后果的发生。

老年营养不良

老年营养不良是指在老年人群中，机体需要与营养素摄入之间不平衡而引起的一系列症状，通常指的是起因于摄入不足、吸收不良或过度损耗营养素所造成的营养不足。常见的营养不良包括蛋白质能量营养不良和微量营养素营养不良。老年营养不良的

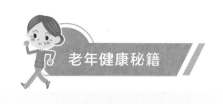
诊断需要根据临床表现、实验室检查综合评估判定。

老年人身体功能逐渐出现不同程度的衰退，如消化能力的下降、味觉的改变、慢性疾病的增加等，营养供给与消耗失衡，合并多种慢性病。其中营养不良在老年人群中普遍存在，发生率高达 40% ～ 60%。

老年营养不良的发生原因主要有代谢功能下降、消化器官功能下降、疾病的影响、不合理的饮食习惯等。

对老年人进行营养不良的早期筛查和早期干预，有利于患者体能恢复；对于伴有慢性消耗性疾病的老年人，注意监测身体变化，同时在日常生活中要合理饮食，规律服药，是可以改善营养不良的。

老年营养不良患者经积极治疗可治愈，少数患者因伴随严重疾病，如恶性肿瘤，往往预后不佳。

❖ **老年营养不良的临床表现**

体重下降：是老年营养不良的重要征兆，同时还有皮下脂肪减少、水肿。如果平时合身的衣裤在近 3 个月内突然显得过于宽松，或体重有明显的下降，都有可能是营养不良。

皮肤变化：许多老年人因营养不良会出现皮肤逐渐发黄，看上去暗淡无光、干燥和皱纹明显，还有伤口不易愈合、口腔溃疡、胃肠道不适等症状。

容易疲劳、乏力：是营养不良的最初表现，也是肌肉减少的最初表现，提示蛋白质摄入不足。

血液生化检查提示：老年人常出现的营养不良主要有贫血、低蛋白血症、钙缺乏等。

❖ 非药物治疗

老年人营养不良可以通过积极干预达到预防目的，常见的干预措施有以下几种。

合理膳食，少量多餐。不少老年人牙齿缺损，消化液分泌减少，胃肠蠕动减弱，容易出现食欲下降和早饱现象，以致造成食物摄入量不足和营养缺乏，对此种情况宜定时定量用餐、少量多餐。将食物切小切碎，也可剁碎成肉糜制作成肉丸、可碾碎成粉末食用，或延长烹调时间。常吃富含优质蛋白的动物性食物，多吃富含 n-3 多不饱和脂肪酸的海产品，如海鱼和海藻等，还要注意蔬菜水果等含抗氧化营养素食物的适量摄取。合理利用营养强化食品或营养素补充剂来弥补食物摄入的不足。吃饭时要细嚼慢咽，预防呛咳和误吸，少饮酒和浓茶，避免影响营养素的吸收。

主动足量饮水。正确的饮水方法是少量多次、主动饮水，每次 50 ～ 100 毫升，如在清晨喝一杯温开水，睡前 1 ～ 2 小时喝一杯水，运动前后也需要喝点水，不应在感到口渴时才饮水。老年人每天的饮水量应不低于 1200 毫升，以 1500 ～ 1700 毫升为宜，饮水首选温热的白开水，根据个人情况，也可选择饮用矿泉水、淡茶水。

积极参加户外活动。适量的户外活动能够让老年人更好地接受紫外光照射，有利于体内维生素 D 合成，延缓骨质疏松症和肌肉衰减的发展。老年人的运动量应根据自己的体能和健康状况即时调整，量力而行，循序渐进。一般情况下，每天户外锻炼 1 ～ 2 次，每次 30 ～ 60 分钟，以轻度的有氧运动（慢走、散步、太极拳等）为主。身体素质较强者，可适当提高运动的强度，如快走、广场舞、各种球类等，活动的量均以轻微出汗为度；或每天

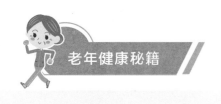

活动量折合至少 6000 步。

保持适宜体重。体重过高或过低都会影响健康，所以不应过度苛求减重，"千金难买老来瘦"的传统观念必须纠正。老年人应经常监测体重变化，使体重保持在一个适宜的稳定水平。

摄入充足食物。老年人每天应至少摄入 12 种食物。采用多种方法增加食欲和进食量，吃好三餐。早餐宜有 1～2 种主食、1 个鸡蛋、1 杯奶，另有蔬菜或水果。中餐、晚餐宜有 2 种以上主食，1～2 个荤菜、1～2 种蔬菜、1 种豆制品。饭菜应少盐、少油、少糖、少辛辣，以食物自然味来调味，色香味美、温度适宜。

积极交往，愉悦生活。老年人应积极主动参与家庭和社会活动、主动参与烹饪，常与家人一起进餐。独居老年人，可去集体用餐点或多与亲朋一起用餐和活动，以便摄入更多丰富的食物；对于生活自理有困难的老年人，家人应多陪伴，采用辅助用餐、送餐上门等方法，保障食物摄入和营养状况。社会和家人也应对老年人更加关心照顾，陪伴交流，注意老人的饮食和体重变化，及时发现和预防疾病的发生和发展。

◆ 药物治疗

对基础疾病、并发症等，要在医生指导下合理用药，采用肠内营养、肠外营养相结合，应定期复诊。

老年骨关节病

老年骨关节病又称增生性关节炎、退化性关节炎或骨关节病，是一种退行性病变，是由增龄、肥胖、劳损、创伤、关节先天性异常、关节畸形等诸多因素引起的关节软骨退化变性损伤、关节边缘和软骨下骨反应性增生。该病的诊断要根据相关病史、临床表现及 X 线检查，必要时可做关节滑液检查。

老年骨关节疾病的发病原因和增龄有关，通常好发于负重关节及活动量较多的关节。过度负重或使用这些关节，均可促进退行性变化的发生。临床表现为缓慢发展的关节疼痛、压痛、僵硬、关节肿胀、活动受限和关节畸形等。

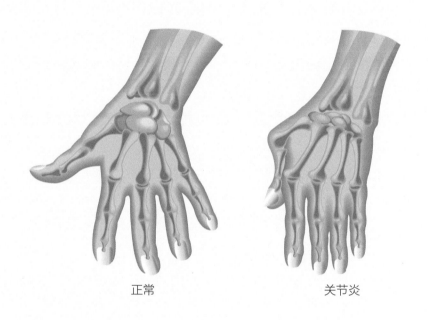

正常　　　　　　　　　　关节炎

本病主要的治疗方法是减少关节的负重和过度的大幅度活动，以延缓病变的进程。

老年骨关节疾病也是可以预防的疾病，对相关危险因素进行干预，可延缓老年骨关节病的发生，减轻症状。

❖ 非药物治疗

适当锻炼：除了关节肿胀时需要限制活动外，要注意选择合适的运动方式，平时要走平缓的路，少走陡坡。尽量减少爬山、

121

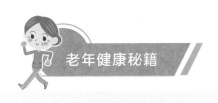

爬楼、蹲起、提重物、长距离行走、跳跃等活动，可酌情选择散步、慢跑、骑自行车、游泳等。运动时可以带拐棍，或者是助步器，这样可以减轻对关节的压迫。

合理膳食，控制体重：超重或肥胖患者应通过健康饮食、合理的运动锻炼控制体重，减少老化关节的负担。

注意关节保护：寒冷季节要注意保暖，减少寒冷刺激，避免潮湿。改善居住环境以防跌倒。出现腰背疼痛时，可在劳动时穿腰围加以保护，以减少疼痛。不睡高枕，睡硬板软垫床。劳逸结合，常换体位，避免久坐，适当运动，减少骨钙的丢失。

❖ 物理治疗

保护热疗、水疗、红外线、超短波、离子导入、电流刺激等。

❖ 药物治疗

分为非特异性药物和特异性药物两大类，应在医生的指导下合理用药。

❖ 手术治疗

如果具有手术指征，需要进行手术处理。

第 六 章

心理保健有妙招，
负面情绪一扫光

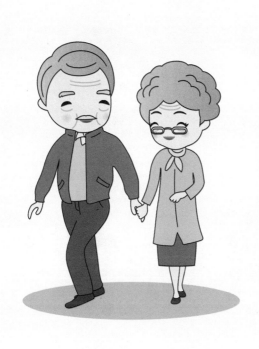

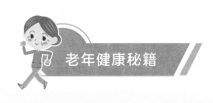
1. 老年人相关精神疾病

老年精神心理状态特点

随着年龄的增长，老年人的精神心理状态会发生很大变化；心理承受能力会降低，遇到困难或挫折时，情绪反应更为激烈，对身心健康的影响也更为明显。

老年人身体机能衰退，大脑功能发生改变，中枢神经递质的合成和代谢减弱，导致感觉能力降低，意识性差，反应迟钝，注意力不集中等。其主要表现在以下两个方面：一是感觉迟钝，听觉、视觉、嗅觉、皮肤感觉等功能减退，灵敏度下降；二是动作

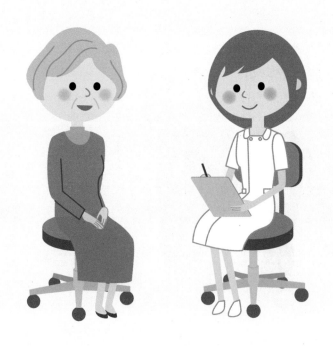

灵活性和协调性变差，反应迟缓，行动笨拙，容易产生孤独和依赖情绪。

老年人情绪不稳定，易伤感，易激怒，不仅对当前的事情易怒，而且容易引发以往被压抑的怒火爆发。发火以后又常常感到如果按自己以前的性格，是不会对这点小事发火的，从而产生懊悔心理，进而产生恐惧和抑郁。

恐惧是老年人常见的一种心理状态，表现为害怕，有受惊吓的感觉。当恐惧感严重时，还会出现血压升高、心悸、呼吸加快、尿频、厌食等症状。

老年人的上述心理特点很容易引发某些精神及心理障碍。因此，关注老年人的身心健康，使其迅速地适应身心及社会生活的变化，促进身心健康是非常重要的。

常见精神疾病及表现

❖ 抑郁症

抑郁症是老年人常见的一种精神疾病，65岁以上人群发生抑郁症的比例很高，如在患有躯体疾病的老年人中，抑郁症的发病率可高达50%，故抑郁症对老年人的寿命具有显著影响。

临床表现有：心情低落，情绪不稳，怀疑，焦虑，反应冷淡，注意力减退，意志减退，思维缓慢，重者可有记忆力下降，对生活无兴趣，甚至自杀，这些表现与阿尔茨海默病的症状易混淆。

阿尔茨海默病患者在早期也可出现抑郁症状，但仔细检查会发现两者有不同之处。有人观察认为，精神运动的迟缓或激

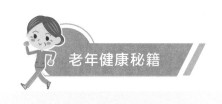

越，情绪不稳，性欲锐减，便秘及类偏执狂观念，可成为抑郁症及阿尔茨海默病的共有症状。而抑郁、焦虑、过于关注躯体的不适以抑郁症为多；认识功能、记忆、定向障碍则以阿尔茨海默病为多。

◆ 焦虑症

焦虑症原本是较易治疗的心理疾病，但识别率低（内科医师对其识别率仅为10.5%），导致精神残疾、自杀率高，故成为老年健康的一大杀手。

老年人患上焦虑症往往表现为心烦意乱、注意力不集中、焦虑紧张、脾气暴躁等。因其症状特点与其他精神类疾病有类似之处，所以极易混淆。

焦虑症往往与抑郁症合并存在，治疗上多是采用抗抑郁剂治疗。因为老年人多伴有基础的躯体疾病，如高血压、高血糖、高血脂等，以及心脏病、脑血管疾病，所以用药上多选用不良反应比较小的新型的抗抑郁剂。

如果老年人有明显的坐立不安、来回走动，以及急躁、易怒，可以加用小剂量的心境稳定剂或者抗精神病药物，如丙戊酸钠缓释片、奥氮平片、富马酸喹硫平片等，这些药物既能稳定患者的紧张不安、焦躁、易怒情绪，也可使患者比较安静，有助于睡眠。还要进行心理治疗，因为老年人的领悟能力、适应能力、改变能力都比较弱，所以多采用支持性的心理治疗，安慰、鼓励、理解、帮助老年人适应目前的环境，接纳自己，重新寻找生活的目标和价值感。

◆ 失眠症

据统计，65岁以上人群中，失眠症的发病率为20%～50%，女性高于男性。随着年龄的增长，中枢神经系统会发生退行性改变，老年人会出现睡眠节律紊乱和夜间片段睡眠等症状。老年失眠症患者常伴有躯体性疾病和精神心理问题，而精神和心理因素又是影响失眠症的重要因素之一。

与年轻人相比，老年人的心理更脆弱且无助，他们往往会感觉寂寞和孤独。随着年龄的增长，老年人容易产生悲观和伤感等负性情绪。

老年人失眠症的临床症状有：患者常以睡眠时间不足、睡眠深度不够，以及睡眠不能消除疲劳、恢复体力与精力为主要证候特征，具体可表现为入睡困难，或睡而不酣，或时睡时醒，或醒后不能再睡，甚至彻夜不眠等。

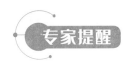

睡前宜做五件事

1.刷牙：临睡前刷牙不仅保护牙齿，而且有益于入睡；

2.饮水：饮少量水或牛奶有助于度过一个安静夜晚；

3.梳头：促进血液循环，保护头发；

4.洗脚：不但能消除疲劳，还促进睡眠；

5.开窗通风：临睡前开一会儿窗户，保持室内的空气新鲜，会睡得更香。但要注意避免着凉。

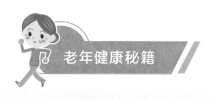
2. 影响老年人精神健康的那些事儿

生理心理因素

◆ 感官的老化

随着年龄的增加，老年人的各种生理功能都有所减退，会表现出一定的老化现象。例如，脑细胞会逐渐发生萎缩并减少，导致精神活动减弱，反应迟钝，记忆力减退，尤其在近期记忆方面。视力及听力也逐渐减退。皮肤会出现老年斑、毛发变白并减少。由于骨骼和肌肉系统功能减退，运动能力也随之降低。老年人脑细胞的萎缩和减少，对记忆的影响非常明显。由于记忆力减退，会给工作、学习、生活造成许多困难。另外，由于各种感觉能力的下降，知觉能力也受到影响，有时对客观事物知觉的不准确，会形成错觉。

老年人知觉能力下降造成的错觉会给生活带来不便。感觉器官的退化首先使老年人产生衰老感，耳聋眼花成为显著特征，其他感觉如触觉、嗅觉、味觉也在发生退行性改变。感官的老化使老年人对外界和体内刺激的接收和反应大大减弱，对老年人的心理将产生负面影响，表现在老年人对生活的兴趣和欲望降低，常感到生活索然无味。反应迟钝，感觉不敏锐，由此导致闭目塞听、孤陋寡闻；社交活动减少，老人常感到孤独和寂寞。

为维持人体组织与细胞的正常生理活动，老年人同样需要充足的营养补充，如蛋白质、糖、脂肪、水、盐类、微量元素、维生素等都是老年人必需的营养物质。尤其是神经组织及脑细胞对营养物质的需要更甚。当老年人营养不足时，常会出现精神不振、乏力、记忆力减退、对外界事物不感兴趣，甚至发生抑郁及其他精神及神经症状。

❖ **疾病增多**

各种老年疾病缠身也会对老年人的心理产生严重影响。随着老年人各系统的生理功能的衰退，老年人对环境的适应能力和对疾病的抵抗力在下降，易发生疾病。即使没有生病，也会因为器官和机能的老化而感觉四肢酸软、身体疲惫或其他不适，这给生活带来了极大不便，让人深感苦恼和焦虑。有些疾病会影响老年人的心理状态，如脑动脉硬化会使脑组织供血不足，造成脑功能减退，晚期甚至会发生阿尔茨海默病等。再如，脑梗死等慢性疾病，常可使老年人长期卧床不起，生活不能自理，以致产生悲观、孤独等心理。

❖ **死亡威胁**

有些老年人心理障碍的出现与死亡的威胁有着密切的关系。尽管社会的进步和医学卫生条件的改善使人类的平均寿命持续延长，然而，死亡仍然是不可避免的，是人生的最终归宿。老年期是我们人生的最后一站，特别是身体的日渐衰退和疾病的不断缠身使老年人会经常思考死亡的问题。死亡恐惧症也就成了一种常见的老年人心理障碍。

❖ **情绪的影响**

引起情绪变化的外界因素有生物的和社会的。受了外伤，表现为痛苦，这是生物的外界因素；在事业上遇到挫折，表现为苦恼，这是社会的外界因素。从情绪反应的性质来说，有满意、高兴、喜爱等积极反应，也有不满、憎恶、沮丧等消极反应。

◆ 节律紊乱

医学研究证明，在人的大脑中，有个叫松果体的腺体，分泌一种"褪黑激素"。这种激素能诱人入睡，还可使人消沉抑郁，而阳光能使褪黑激素分泌量减少。反之，秋凉以后，常常是阴沉沉的天气，阳光少而且弱，松果体分泌的"褪黑激素"相对增多。此外，"褪黑激素"还有调节人体内其他激素（如甲状腺素、肾上腺素）的作用，使甲状腺素、肾上腺素受到抑制，生理浓度相对降低。而甲状腺素和肾上腺素等又是唤起细胞工作的激素，这类激素如相对减少，人们也会因此而情绪低沉，变得多愁善感。

◆ 天人相应生悲愁

自然界的变化可直接影响人体，使机体产生相应的反应，以致有许多老年人在秋天似乎衰老得更快，有些老人旧病未愈，新病又起。秋天或是秋雨潇潇、阴霾闷湿，或是秋寒逼人、草木凋零、蛇虫蛰伏……老年人触景生情，不免会产生哀叹人生迟暮的悲伤心理。中医认为，秋天内应于肺，悲忧最易伤肺；肺气脾气一虚，机体对外界病邪的抵抗力就下降，使秋天多变的气象诸要素（气温、气压和湿度等）更易作用于人体而致病。医学调查资料显示，深秋至冬季是一年中因病死亡和发生自杀、诱发精神疾病最多的时期。

社会环境因素

◆ 社会地位的变化

老年人离退休后，由原来的主要以社会角色为主，转变为以家庭角色为主，过去忙碌的生活一下子也变得清闲自在。有的人会因此感到失落、孤独、寂寞、不适应，这是常见的情形。尤其是原来居于领导地位的干部退下来后，这种失落感要比一般的干部和群众更加明显。如果不进行心理调适，就会出现一系列不良的心理现象，如冷漠、沮丧、多疑、怨恨、焦虑、烦恼、急躁等，严重的还可出现精神症状。社会地位的改变可使一些老年人发生种种心理上的变化，如产生孤独感、自卑感、抑郁、烦躁、消极等。这些心理因素均会加速身体的变化。

老年人离退休后，离开了原有的工作岗位和社会生活，即从职业角色转入闲暇角色，这种角色转换对老年人的生活和心理是一次很大的冲击。工作是生活的主要收入来源，离退休也意味着老年人经济收入的减少。职业历程是人们获得满足感、充实感和成就感的重要形式，是实现自我价值的重要途径，而老年人正在丧失这一体验。离退休打破了老年人在工作时养成的特定的生活方式和生活习惯，常使老年人茫然不知所措。

老年人退休前，有自己的工作、人际关系和稳定的经济收入，子女在很多方面特别是经济方面依赖于父母，这使老年人在社会上有被认可、被尊重的荣誉感和成就感，在家庭中则有一家之主的权威感。退休后，工作带来的成就感消失，老年人会觉得自己的社会价值下降，从社会财富的创造者转变为社会财富的享受者；同时，经济收入的骤减使老年人从过去被子女依赖转向依赖子女，在家庭中原有的主体角色和权威感也随之丧失，失落感、自卑感也由此产生。

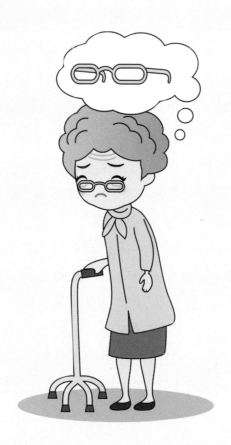

❖ **家庭人际关系**

老年人离退休后，主要的活动在家庭中，与家人相处的时间也较过去多了，有时候家庭中的各种矛盾就会显现出来。加之与年轻人对一系列社会问题的看法不一致，极易产生矛盾，甚至发生争吵、打骂。例如，住房、吃穿、日常开支、老伴有病、子女失学失业、婚姻纠纷等，这些问题经常困扰着老年人，使本来就孤独无助的心灵更受打击。如果处理不好，老年人情愿独居凑合，也不愿与子女住在一起。

❖ **文化程度**

文化程度、思想意识、修养、道德伦理观念、理想与信仰等，都会影响老年人的心理状态。文化水平高、信念坚定、事业心强，可造成良好的心理状态，保持身体健康。

❖ **经济问题**

老年人退休以后，经济来源相对减少，会因经济问题而担忧。有的老年人原来给子女带孙子、做家务，感到自己没有"白吃饭"，而上了年纪后，力不从心，为子女分担不了太多家务，却给孩子增加了负担，而经常会自责，造成心理压力。有的老年人还容易听信一些人的谎言，导致受骗上当，财产遭受意外损失，就会加重心理创伤，甚至痛不欲生。

❖ **丧偶**

人人都希望"少来夫妻老来伴"，但在人生漫长的过程中，尤其在老年人口中，配偶死亡现象是很自然的。由于老夫老妻在一起，同甘苦、共患难几十年，相依为命，如果一方不幸去世，对另一方的打击无疑是非常沉重的。甚至会在精神上造成严重伤害，使老年人的心理处于高度的应激状态。

有学者统计，配偶死亡 3 年后，对方死亡率为一般人的 3 倍。如果老年人不能进行较好的心理调适，又得不到家庭、社会以及周围人的心理支持，就会使老年人心理老化，会感到抑郁、孤寂，甚至厌世、轻生。

❖ **天灾人祸**

人的一生会经历很多事情，特别是坎坷的经历会使老年人变得谨小慎微，害怕天灾人祸和社会动乱，祈求安定、和平。但生活难免有很多不尽如人意之处，如住房问题、上学问题、就业问

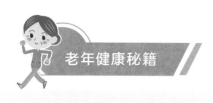

题、意外事故等，这些都会使老年人整天提心吊胆，一旦发生意外，对老年人打击就很大。

❖ 名誉

老年人一辈子辛辛苦苦，应该得到社会和晚辈的尊重，有的老年人把名誉看得比生命还重要。但如果得不到晚辈的尊重，就会产生心理失落感，甚至认为自己被社会遗弃。

3. 多管齐下，心理更健康

积极的治疗是保证康复的必要条件，心理疾病的治疗方式以药物治疗为主，可配合心理治疗及必要的物理治疗。另外，保持健康的心态以及积极的社会参与度也能促进疾病的康复。

精神治疗

老年性抑郁症是指年龄 65 岁及以上的老年人出现的抑郁障碍，此病在发生脑血管意外以及其他躯体疾病之后出现的可能性更高。治疗上需定期监测患者的躯体功能状况，充分考虑药物对老年人身体造成的影响，严密监测不良反应。

因为老年人的药物耐受性较差，建议严格遵循药品说明书，并个体化调整初始用药剂量。另外，治疗上要特别注意老年人的躯体功能下降以及社会地位改变对老年人心理造成的影响，可采用药物治疗联合心理支持治疗的方案。伴心血管疾病患者可酌情选择安全性较高、药物相互作用较少的治疗药物，如盐酸舍曲林片等。伴有明显焦虑、疼痛等躯体症状的患者可选择有相应治疗作用的抗抑郁药，如盐酸文拉法辛缓释胶囊、盐酸度洛西汀肠溶胶囊等，可考虑短期小剂量合并使用镇静类药以及其他抗焦虑药。伴有明显睡眠障碍的患者也可选择具有镇静和改善睡眠作用的抗抑郁药，如米氮平片、盐酸曲唑酮片等。

在对老年性抑郁症的治疗中，可单独采用心理治疗和（或）药物治疗联合应用。对于严重或难治性老年性抑郁症患者，在躯体情况允许的情况下，也可考虑采取改良电休克治疗。此外，体育锻炼以及生活方式调整等均可对治疗起到促进作用。

躯体感染、代谢紊乱以及中毒等其他因素均可导致精神障碍，躯体疾病所致精神障碍的治疗主要以针对原发疾病进行系统治疗，另外需保证营养水分，维持电解质及酸碱平衡，改善脑循环，促进脑细胞功能的恢复。如出现较严重的精神症状，如患者躯体情况允许，可考虑少量使用抗精神病药物。如有躁动不安情况，也可适当给予镇静剂。患者精神症状往往随着原发疾病的好转而好转，故一旦精神症状好转，应尽快停用相关抗精神病药物。

许多老年人都会经历孤独、较大的社会心理改变、配偶离世以及慢性疾病带来的压力，私下里可能还存在一些有害的酒精依赖或精神类药物使用的问题，因而给患者的病情和治疗带来一系列问题，往往需要心理治疗的介入。

心理治疗具有支持和加强患者心理防御功能的特点，能使患者增强安全感，减少焦虑和不安，以解释、鼓励、保证和安慰为主。患者患病后对自己的病情缺乏认识和了解，容易滋生不安全感，同时也不清楚应该如何配合治疗，容易对治疗失去信心，严

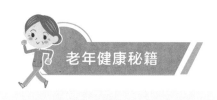
重时甚至有自杀念头及行为。对患者进行必要的心理治疗，给予适当解释，相应的鼓励及安慰，往往能够消除患者的紧张及焦虑情绪，唤起希望及信心，也能够让患者主动配合治疗，提高治疗依从性，减少治疗的阻力，同时也能与药物治疗起到协同作用，增强治疗效果。

除以上描述的疾病以外，其他老年期精神障碍，如老年性焦虑症、酒精依赖、精神分裂症、应激障碍、睡眠障碍等，也都需要寻求专业的精神心理治疗。

积极进行精神治疗是保证老年精神障碍康复的基本方法，往往需要家属能够早期识别，早期寻求专业治疗，避免延误病情。另外，对于老年精神障碍，也需要家属及患者克服病耻感，以对待其他疾病的方式，寻求精神心理专科的帮助，以利于更好地康复。

保持健康心态

老年人步入离退休生活以后，由于社会角色的改变，生活节奏由原来的紧张、有序转为清闲、松散，社交圈骤然缩小，人际关系发生变化。如果对这些变化没有做好充分的心理准备，常会出现一些心理问题，如失落感、孤独感、怀旧心理、衰老感等，容易滋生忌妒心理和童稚心理。所以，要注意以下几点，保持健康心态。

◆ 培养稳定的心理素质

对外界事物反应适度，是心理健康的重要标志。为此，老年人应提高自身修养，培养健全的人格，切忌感情用事。无论遇到什么困难与挫折，均能泰然处之，避免过激反应。

◆ 保持心理平衡

要做到与朋友能坦率交谈；对人要宽容谦让；遇到挫折与困难，学会应对技巧；避免过激行为。

◆ 提高自信心，加强人际交往

老年人应注重自己的仪表修饰，避免过分注意自身的缺陷；克服自卑心理，避免过分谦虚；与人交往要诚恳，不要过多地责难别人，使自己身陷不利的情景中。

◆ 学会并主动关心其他人

老年人要学会"换位思考"，并在别人遇到挫折或困难时，真心实意地选择适当的方式给予帮助。

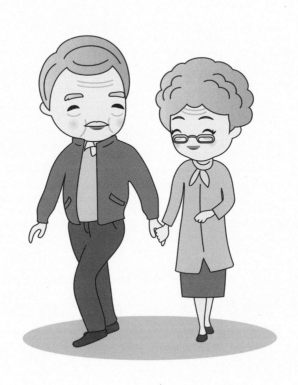

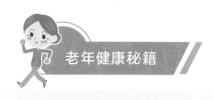

◆ **面对现实，树立正确的人生观**

生老病死是人生的自然规律，而健康长寿是人类的追求目标。老年人应深刻理解这些规律，面对现实，用辩证唯物主义的观点看问题，才能正确认识和分析客观事物，对社会与人生有正确的认识。只有这样，才能正确对待生活中的苦和乐，正确对待生活中的各种矛盾，抵制各种不健康的生活观念，热爱生活。

◆ **及时消除和转化不良心理**

老年人由于各种消极因素的影响，易产生不良心理。例如，常常会回顾自己以往的业绩，悔恨以往的缺点与不足，羡慕中青年的大好机会和光辉前程，埋怨自己过去错失良机，看不惯某些不正之风，喟叹自己已无能为力，等等。总之，常常感慨万千，心情复杂，因而易产生消极情绪。要消除这类情绪，需要老年人提高这方面的认识，及时消除和转化不良心理。

◆ **找人倾诉、宣泄**

老年人如果心中有郁闷、苦恼、愤怒、惊恐等情况，应对家属、知己朋友，或向组织倾诉、宣泄，争取得到别人的帮助和劝导，做到"想得通、看得开、放得下"，解除精神上的压抑和不快。

◆ **积极参加社会活动**

为了改变或转移自己的不良情绪和注意力，使精神和情绪有所寄托，老年人应根据自己的兴趣爱好或专长，参加一些文体或社会活动，或从事一些力所能及的社会工作，使自己恢复生命的活力。

总之，退休了，绝不意味着"此生休矣"，而应依然怀着对生活、对社会的一份热爱和一份责任，力所能及地参与社会的发展。要求老年人大有作为可能是一种不切实际的苛求，不过小有作为或略有贡献还是可期达到的目标。一句话，我们的社会离不开老年人的参与。

❖ **注意日常生活中的心理保健**

古人所说的"饮食有节、起居有常、不妄作劳"是很有道理的。适当修饰外貌，改善形象，是在心理或生理上延缓衰老的有效措施之一；适当扩大社会交往，多交知心朋友，多接触大自然的美景，或欣赏优美的音乐艺术，都有助于消除烦闷，让心情平静下来；搞好居室卫生，在室内做一些装饰和布置，赏玩一些花、草、工艺品或字画等，使生活环境幽雅宁静，心情舒畅，有助于克服消极心理，振奋精神。

❖ **妥善处理家庭关系**

家庭是一个人晚年生活的主要场所，而一个和睦的家庭无疑会给这段生活增添光彩。因此，妥善处理好夫妻与子女及亲属的关系，建立一个和睦的家庭环境非常重要。老年夫妻间相互关心、体贴和照顾，使晚年夫妻生活充满情趣与温馨，是老年人健康长寿的良药。

老年人与子女之间在思想、感情和生活习惯等方面有时因看法和处理方法不同，而存在所谓"代沟"问题。对待这一问题，老年人也应该有客观分析和认识，要看到子女在成长过程中心理上的变化和社会环境的影响，从自身和子女这两个方面的具体情况来考虑。对于已有独立能力的子女，可以阐明自己的意见或建议，而不必强求一致，要子女"服从"，否则只能加深矛盾，增加自己的郁闷情绪。

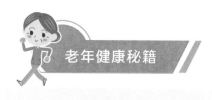

❖ 充分认识老有所学的必要性

坚持适量、经常的脑力劳动，使脑细胞不断接受神经信息的刺激，经常保持活跃状态，对于延缓脑的衰老和脑功能退化有着重要意义。

研究发现，对老年人的视、听、嗅、味、触的器官进行适当刺激，可增进其感知觉功能，提高记忆力、智力等认知能力。故老年人退出工作岗位后，仍然应坚持学习，活到老学到老，经常关心国家大事，多看书看报，不断获取新知识。

老年人应根据自身的具体条件和兴趣，学习和参加一些文化活动，如阅读、写作、绘画、书法、音乐、舞蹈、园艺、棋类等，既可开阔视野、陶冶情操，丰富精神生活，减少孤独、空虚和消沉之感，又是一种健脑、健身的手段，有人称之为"文化保健"。这样，会使精神有所寄托，晚年的日子过得丰富多彩，感到"青春常在"。

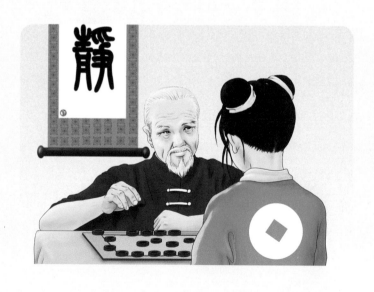

第七章

用药如用兵，
安全是第一要务

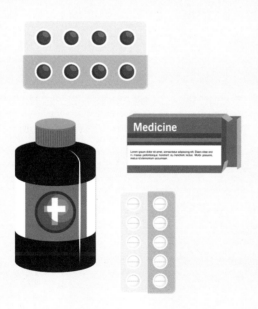

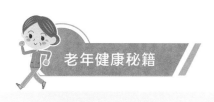

1. 老年人安全用药原则及注意事项

随着年龄的增大，身体的各个器官会出现一定程度的退化，身体的免疫力下降，导致老年人易罹患多种疾病且患病的种类较为复杂，因此经常会接受多种药物治疗。多种药物并用时，因药物之间的相互作用，可明显增加药物不良反应的风险。药物不良反应轻者可引起身体不适，重者可致残甚至致死。因此，老年人更应提高安全用药的认识，遵循安全用药的原则，以最大限度地减少和杜绝用药安全事故。

遵从医嘱原则

老年人在选用药品时，首先应遵从医嘱。医生在开具药物时会充分评估不同个体的基础情况，如年龄和健康状况、体重、肝功能、肾功能、临床表现、蛋白结合率等，开具疗效最高、不良反应最小、远期预后好、能提高生活质量等最适宜的药物。

老年人不要自行或者听信他人，随意调整药物剂量和药物的种类，包括处方药、非处方药物、中草药、食品添加剂和各类保健品等，以免引发其他不适。也不可轻信民间的"偏方""秘方"，以免造成因药物相互作用而产生的不良反应。即使医生开具的药物当治疗效果不佳或出现不良反应时，也应该在与医生沟通交流后按医生的指导进行调整。

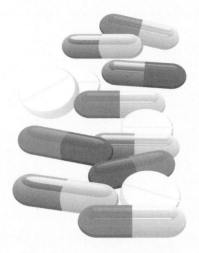

选用药品时一定要遵从医嘱

用药个体化原则

个体化用药非常重要。老年人的体质状况、慢性疾病情况和各器官功能衰退情况存在很大的个体差异。不同患者虽然同一病症用同一种药物，或同一患者在不同的年龄用药，对药物剂量、药物类型的反应个体差异会比较大。因此，要注意用药个体化，选择最适宜本人的药物和最合适的药物剂量进行治疗。选择药物时，切不可凭经验或看广告用药，也不可道听途说，随意更换正在使用中的药物。

用药简单原则

老年人用药应少而精，应尽量减少用药的种类，一般应控制在 4 种以内，减少合并使用药物的类型。不良反应相似的药物，

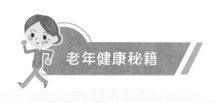

适合使用长效制剂，以减少用药次数。另外，有些药物治疗要适可而止，不必苛求痊愈。

用药减量原则

药物在老年人体内代谢过程的改变，使老年患者对药物的敏感性增加，耐受力降低，安全范围缩小，所以除使用抗生素外，用药剂量一般要减少，特别是解热镇痛药、镇静催眠药、麻醉药等。60 ～ 80 岁的老年人用药剂量应为成年人的 3/4 ～ 4/5，80岁以上的老人应为成年人的 1/2，部分特殊药品，如强心苷类药品，应为成年人的 1/4 ～ 1/2。

最佳服药时间原则

不同的药物，均有各自的最佳吸收和作用时间，按药物代谢利用的规律服用，可事半功倍。如服用铁剂在午餐、晚餐后用药较合理；非甾体类抗炎药物（如双氯芬酸钠肠溶片、布洛芬片）对胃肠道有刺激，宜在餐后服用，以减少对胃肠黏膜的刺激；夜间胆固醇合成快、胃酸分泌多，睡前服用他汀类或 H_2 受体阻滞剂（盐酸雷尼替丁胶囊、西咪替丁片等）能发挥药物的最大作用。

综合调理原则

多数老年人体内的蛋白质比例降低，加之疾病、消瘦、贫血等原因均影响着药物的吸收、代谢和疗效。老年人应重视食物的营养选择与搭配，选择优质蛋白和种类丰富的食物，同时主动改变不良的饮食习惯。科学安排好日常的饮食营养和工作、学习、生活、运动，并将心理、情绪调整到最佳状态，既有助于达到最佳的药物治疗效果，也有利于健康长寿。

2. 用药注意事项

了解服用药物的相关知识

老年人正确安全使用药物并非易事，掌握正确的用药安全知识和信息，保持科学的用药态度是用药安全的基础。因此，主动学习了解所服用药物的性质、作用、时间、方法和药物的禁忌证、不良反应以及与其他药物的相互作用，最大限度地利用药物说明书等都十分重要。同时，还应了解一些老年人各器官的生理特点以及对药物代谢所产生的一系列影响的基本知识，以提高用药的准确性、有效性，避免用药不当所致的不良反应。

掌握正确的服药方法

药物的服用方法直接影响药物的吸收和利用。大多数药物是整体吞服；也有的药物是咀嚼片，则需咬碎后咽下，如补钙药"碳酸钙 D_3 片（Ⅱ）"、中和胃酸药"铝碳酸镁片""复方氢氧化

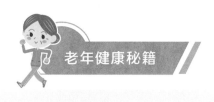

铝片"等；一些急救用药则需舌下含服方能迅速起效，如硝酸甘油等。大多数药物都是用白开水送服，不可随意用牛奶、茶水、咖啡等送服药物，以免影响药物的吸收。

杜绝过期或破损、变质的药物

在服用药物前，要仔细检查药物的有效期，药物外观有没有破损、变色、潮湿、发黏等情况，不可勉强服用已过有效期或者破损、可疑变质的药物。

按时随访，及时就诊

服药期间，应按时、按要求到门诊随访，特别是在更换或增加新药之后，通过按时到门诊随访，可及时了解药物的不良反应和疗效，知晓自己的健康状况。一旦出现与药物治疗相关的不良事件，要及时就诊。

3. 用药期间的自我监测

老年人用药特点及潜在风险

老年人往往同时患有多种疾病，联合用药情况难以避免。多药联合治疗可能会增加药物相互作用的概率。同时，老年人因肝、肾功能减退以及体脂变化亦可显著改变药物的分布、代谢和排泄，增加了发生药物不良反应的风险，因此，如不谨慎对待极易导致不良后果。

建立专用药物记录本

老年人由于记忆力减退，常常出现不记得自己是否已服用过药物的情况，导致漏服、多服、误服药物。因此，老年人应善用药物记录本，详细记录个人用药情况以及出现的不良反应或事件。亲属、陪护人员或医务人员可通过老年人专用的药物记录本，查看老年人服用药物的情况，协助其做到按时、按规定剂量服药。

监测用药前后的健康指标变化

老年人在服用药物期间，要按医生的要求定期监测用药前后相关健康指标的变化情况，以了解药物的治疗效果，以及有无肝、肾功能损害或其他不良反应出现。如果治疗效果不佳或出现肝、肾功能损害等不良反应，应及时与医生沟通，调整、更换或停止服用药物。

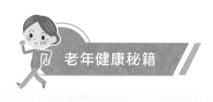

4. 家庭常备药箱

家庭常备药箱的主要作用

老年人可根据自身的健康状况，在家中常备一个家庭药箱，妥善存储一些符合自身需要的医疗器具、外伤药物、普通常见病用药以及急救药物。常备药箱一方面以便突发身体意外伤害事故时进行及时处置，如划伤、烫伤、跌倒时的现场处理，既可以达到迅速止血、缓解症状等目的，也可以为进一步的专业救治争取时间；另一方面还可以"自治"一些普通的常见病，如普通的感冒、消化不良、腹泻、皮肤过敏等。

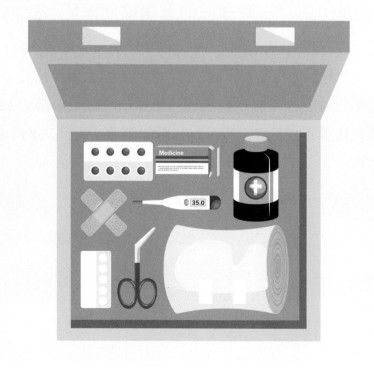

家庭药箱常备药品及器具

品种	名称
医用器具	体温计、血压计、消毒棉签、纱布、胶布、止血带、碘伏消毒液、75% 酒精、剪刀、镊子、创可贴
外伤用药	云南白药喷雾剂、烫伤湿润膏
急救药	硝酸甘油舌下片、速效救心丸
感冒药	三九感冒灵颗粒、连花清瘟胶囊、板蓝根冲剂
消化不良	健胃消食片、胃康宁片
止泻药	盐酸小檗碱片、枯草杆菌二联活菌肠溶胶囊、蒙脱石散（思密达）
通便药	开塞露、乳果糖口服溶液
抗过敏药	氯雷他定片（开瑞坦）

常备药箱的存储与保管

常备药箱的存储与保管，应严格按照药箱内所放置的药品、医疗器具的存储要求，从密闭、防潮、控温、避光、防意外等方面着手采取相应的保管方法和措施。主要包括以下事项。

1. 密闭保存、隔绝空气。药品应尽量密闭保存，防止空气、水分的侵入，避免出现变质情况。

2. 避光保存、避免氧化。对药品说明书上有避光要求的药品，要用不透光的棕色瓶子保存，如急救药硝酸甘油等一旦出现药品遇光氧化，药效即会受到影响，甚至失效。

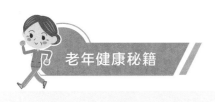

3.干燥、阴凉保存、避免受潮。干燥，指相对湿度为50%～70%；阴凉，指温度不超过20℃。药品说明书上注明储存于干燥阴凉处的药物，尤应注意这一点。

4.按有效期保存、避免意外。药品久存会失效，应按药品上注明的有效日期，定期检查，一旦过期，药品质量可能会发生变化，或疗效降低，不良反应增加，不宜再用。同时，药品应放置于儿童不能触及、安全可靠的地方，以避免发生误用误服等意外情况。

第 八 章

家庭是港湾，
照护、急救一样不能少

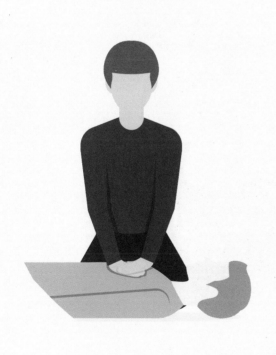

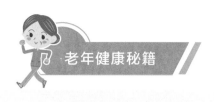
1. 衣食住行是基础

　　家庭是社会的细胞，是社会文化的载体之一。家庭生活方式、家庭教育对一个人的健康有着重大影响。早在 1995 年，联合国在"国际家庭日"发表的纪念文章就指出："家庭作为最活跃的社会细胞，把个人和社会联系在一起。它必须适应全球性的变化。这种变化是深远的，它不仅影响人类的物质生活，还将影响人类的价值观念和信仰。"当今世界上有许多国家都非常重视家庭建设，重视树立正确的家庭价值观，创造美好的家庭生活，尤其对于老年人的幸福起着至关重要的作用。

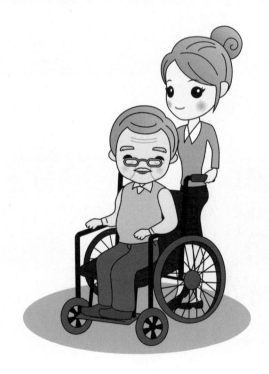

衣：舒适最重要

老年人衣着服饰的选择，应以暖、轻、软、宽大、简单为原则。

夏季，老年人不要穿深色的衣服，要选择那些吸汗能力强、通气性好、开口部分宽、穿着舒适、便于洗涤的衣服，以便于体热的散发、传导。丝绸不易与湿皮肤紧贴，易于散热，用来做夏装最合适。

冬季，老年人要选择那些保暖性能好的衣服，但不要穿得太多，以免出微汗，经冷风一次，反而容易感冒。穿衣时要特别注意身体重要部位的保暖，上半身要注意背部和上臂的保暖，下半身要注意腹部、腰部和大腿的保暖。

老年人穿内衣要注意"五宜"：一是新衣宜先洗后穿，因为内衣在缝制、运输过程会受到污染，穿之前清洗暴晒更卫生；二是内衣宜勤换洗，人体新陈代谢的产物会附着在内衣上，为细菌、病毒提供繁殖机会；三是衣料宜选择丝或棉，此类材质既吸汗，穿起来也舒服；四是宜穿宽棉衣，有利于睡眠；五是衣料的颜色宜浅色，有助于观察代谢分泌物颜色是否异常。

食：粗细搭配，均衡营养

老年人选择食物要粗细搭配，食物的烹制宜松软易于消化吸收，减少脂肪、胆固醇、糖、盐的摄入量，以保证均衡营养，促进健康，预防慢性病。有糖尿病者要少食多餐，忌暴饮暴食；有胃肠道疾病者要清淡饮食；有心血管疾病者要少吃高油高盐高糖食品等。（具体饮食搭配详见本书第二章）

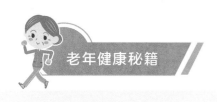

住：做好软硬件，让家庭更宜居

地板：地板不宜太光滑，要有一定的摩擦系数，因老年人步履稳定性变差，要防止滑倒。最好是选用木质地板，其性质与硬度均适宜于老年人。

灯光：灯光要亮度适中，如光线不足或照明度差，易引起疲劳、精神不振，反之，如光线过强也会刺激眼睛，使眼肌紧张而产生疲劳。除照明灯外，应有壁灯及天花板上的装饰灯，以提高室内亮度，但光线一定要柔和。为安全起见，在床下方或卫生间、通道等位置，最好有感应式夜灯设计以免造成跌撞。

床：床的位置应选最适合的地方，既能接受阳光照射又不能紧靠门窗，以免熟睡后受凉。床架不宜太高，上下床要方便；也不宜太低，以免影响通风，使被褥易发潮；床垫的软硬要适宜。

居室陈设：原则上是简单为宜。除必需的床、桌、椅、茶具外，不必放置过多的家具。更不宜放与老年人无关的物品，如家庭日用品、各种炊具，尤其是家电、铁器、玻璃器皿，以防因疏忽而发生意外。

防止噪声：从室内来说，主要是防止门窗、用具所产生的噪声。门窗的启闭既灵便又无缝隙，开启时不会随风摆动，要注意经常检修。加装窗帘有阻挡和吸收噪声的效果。桌、椅、床、凳子的腿上可钉一层橡皮，这样在移动时无噪声产生。

室温适宜：根据人体的生理状况和对外界的反应，18℃～22℃最为适宜。如果室温过高，室内空气就会变得干燥，人的鼻腔和咽喉容易发干、充血甚至疼痛，有时还会流鼻血。在过高的温度中，人不仅会变得烦躁，还会注意力不集中、精确性和协调性变差、反应速度降低等。如果室内外温差过大，人在骤冷骤热的环境下，轻则容易伤风感冒，重则容易中风。

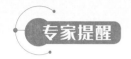

卧室内不宜养"致病花"

常见的夹竹桃、黄色杜鹃、曼陀罗的毒性很高，误食会中毒。夜来香会散发出浓郁香味，会使高血压和心脏病患者感到头晕目眩，郁闷不适。郁金香中含有毒的生物碱，在花丛中待上2～3小时会头晕脑涨。百合香味比较重，闻之过久会引起失眠，影响夜间的睡眠质量。

行：外出要注意九大事项

1. 出游需带上常备用药。尤其是老年慢性病患者，除了带日常服用的药物外，还应准备一些特殊的急救用药。

2. 应主动防感冒。外出时，要备足衣服，携带雨具，鞋袜大小合适，不宜坐在阴冷潮湿的地上。登山下坡切勿迎风而立，避免受凉致病。在出游时如遇雨受凉，到家后可用生姜、葱头加红糖适量，用水煎热服，以祛风散寒。睡前用热水洗脚，睡时脚部适度垫高，以促进足部血液循环，尽快消除疲劳。

3. 莫忘携带手杖。手杖是老年人的"第三条腿"，可分担脚部的载重，增强行走的稳定性。

4. 防止意外。行动宜谨慎小心，坐车、乘船、登山均需精心安排，最好有人照料、随行。出游时，应尽量避免走陡峭的小道，不要独自攀登山林石壁，以免发生意外。

5. 注意过敏。有过敏史的老年人，要尽量回避有花之处，也可事先口服抗过敏药，以防花粉过敏。

6. 防止旧病复发。异地春游时，易发生过敏性疾病和"水土不服"症状等，应重视预防。平时需要用药治疗者，不可擅自停药，以免导致旧病复发，病情加重或恶化。

7. 注意饮食卫生。出游时，要适当增加营养。对各地的美味佳肴、风味小吃等应以品尝为主，一次不宜吃得过多，更不能暴饮暴食，以免引起消化不良等。还要注意饮食卫生，不吃不洁、生冷食物，防止病毒性肝炎、痢疾、伤寒等肠道传染病经口而入。

8. 防晕动症。晕车、晕船、晕机是最常见的晕动症，空腹、过饱、疲劳及睡眠不足都是常见的诱因，要注意避免。轻微的晕动症，闭目休息或卧床后即可消除。反应较明显的，可在旅行前半小时口服茶苯海明片、盐酸地芬尼多片或地西泮片。如果发生晕动症而又无药物治疗时，可针刺或按摩内关、足三里穴。

9. 不要过度疲劳。美好的景色、秀丽的山河，常使人流连忘返，马不停蹄地观赏，这样极易出现过度疲劳。如果出现乏力、多汗、头晕、眼花、心悸等症状时，应尽早休息，不可勉强坚持。患有心血管疾病的老年人，更应加强自我监护。

2. 居家养老也易出意外,这些风险要警惕

提防如厕时的危险

老年慢性病患者如厕易诱发疾病的发作，如心脑血管病患者蹲马桶时间过长，排便结束后快速站立，易诱发短暂性脑缺血，出现头晕、眼花等症状，严重者可导致摔倒。所以，老年人上厕所时一定要"长心眼"，避免意外的发生，如厕蹲起动作要慢。特别是在晨起排便时，动作一定要慢，慢慢蹲下去，慢慢站起来。

老年人常患有关节炎，由于膝关节软骨表面被破坏，常会造成下蹲困难，因此宜选用马桶，并在马桶周围安装把手，便于起坐。

养成良好的如厕习惯，要做到"三不"，即不要边上厕所边玩手机或看书，不要大便时用力过猛，不要憋尿。

除了上述外，如厕时间长，还有下列危害。

吸入毒气，容易发炎。坐马桶时，身体和有毒物质会来一场"亲密接触"，时间长了，毒气就会进入体内，严重者还会引发各种炎症，所以排泄时应"短平快"，尽量减少与有毒物质的接触时间。

蹲坑太久，易得痔疮。上厕所玩手机会延长排便时间，长时间保持蹲坑姿势会导致肛门充血。有研究表明，蹲坑超过 3 分钟就可导致直肠静脉曲张淤血，诱发痔疮。

头昏脑涨，腿发麻。蹲得太久，容易使血液向下流，导致心脏大脑供血不足，突然起立就会头昏脑涨，也容易腿脚发麻。

为了将卫生间的危险降到最低，平时要做好卫生，保持干净。用完卫生间之后，需要对卫生间及时进行清洁，尤其是卫生间地面上的水渍。卫生间的马桶是非常脏的，至少应一天刷一遍，否则卫生间就会有很多异味。

值得一提的是，在清理卫生间时，注意清洁剂与消毒剂不能随意混合使用，如洁厕灵里面加84消毒液，散发出的气味能使人窒息，严重者可致命。

洗澡时要谨防跌倒

据世界卫生组织统计，跌倒是65岁以上老年人伤亡的首要原因。老年人最容易跌倒的场所并不是外面的公共场所，而是在家中，最常见的是在洗澡时摔倒，或是因为地板湿滑而跌倒。因此，老年人在洗澡时务必要小心。洗澡时要注意以下几点。

洗澡前身体无异常：洗澡前，要确保身体处于良好状态。在刚吃完饭、刚服完药或感到困顿、身体乏力、头晕恶心时，尽量不去洗澡，以免潮湿闷热加重症状。在进入浴室前，要确保无头晕、恶心等不适症状。有心脑血管疾病者，洗澡时最好备一些常用急救药品。

洗澡前喝杯水：洗澡前最好喝杯温开水。有调查表明，洗澡前血黏度正常的老人，如果不饮水，在洗澡后10分钟时再测定血黏度，结果比洗澡前明显增高。原因是洗澡时会大量出汗，血液中的水分也随之大量减少，从而造成血黏度升高。实验也证明，同一个人洗澡前先喝一小杯温开水（200毫升左右），再用同样水温的水洗澡10分钟，测出的洗澡前后的血黏度可以一直保持正常。

不要空腹洗澡：洗澡时，闷热的环境会消耗掉人体的一部分能量，加上此时新陈代谢较快，导致人在洗澡时会出现饥饿感。如果是在饿着肚子的时候洗澡，很容易出现头晕、恶心。因此，建议老年人别空着肚子进浴室，最好保持五六分饱的状态。也不宜吃得过饱，避免洗澡时感到过度疲劳。在洗澡前还可以吃些巧克力和糖果，补充能量。

带个小板凳：一些老年人的体力有限，长时间站立可能会感到力不从心，很容易晕倒、滑倒。因此，洗澡时可以带个小板凳来借力。站累了可以坐着洗，既省体力，又不用担心会滑倒。小板凳最好是木质的，因为塑料的不仅不够结实，沾水后还容易湿滑，造成伤害。如果条件允许，可用浴缸洗澡，这要比淋浴节省体力，也更安全。浴室地面应防滑，最好在入浴前铺放防滑垫。

洗澡时间不宜久：浴室通气性较差，在温度高、湿度大的情况下，浴室内的氧气含量更低。老年人的体质一般较虚弱，长时间洗澡容易感到口渴，进而出现目眩、心悸、胸闷等症状，十分危险。

进浴室后别锁门：老年人身体弱，平衡力差，且不少人患有心脏病、高血压等疾病，再加上洗澡间狭小，地面湿滑，很容易出现各种危险情况。如果将浴室门反锁，就会因门锁一时打不开而延误及时抢救的时间。因此，浴室的房门最好安装一扇磨砂或茶色玻璃窗，即便老人在里面发生了危险，外面的人也可将玻璃窗打碎，将手伸进去打开门锁抢救。

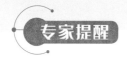

老年人要学会如何洗头

不恰当的洗头方式对健康不利，下面几种情形要特别注意。

洗头别太频繁。频繁洗头会损伤头发的毛鳞片，造成油脂分泌紊乱。春夏季每周洗两次，秋冬季每周一次即可。

水温40℃为宜。40℃的水温可清洁头皮与头发，改善头部血液循环，消除疲劳。

选择适合自己发质的洗发水和护发素。

边洗边按摩。头部血管丰富，有许多重要经脉和穴位，边洗边按摩可起到保健的作用。

仰头洗发有风险。因老年人大多有颈椎退行性改变，仰头容易引起脑供血不足。

头别低太猛，以免导致血压不稳。

头发干透再睡觉。冬季最好选择白天温度较高时洗头，如果是在晚上洗头，一定要等头发干透后再上床睡觉。

预防烫伤，要将风险扼杀在萌芽中

老年人烫伤的主要原因有：一是老年人感觉迟钝，在洗澡、洗脚时水温过高或者长时间使用电热毯、电热宝导致的烫伤；二是在使用热水时，突发疾病（如晕厥、摔倒等）导致的烫伤；三是家里购买了保健治疗仪器，使用不当导致的烫伤；四是一些意外，如吸烟、火灾、触电等引发的烫伤。

预防烫伤，要注意以下事项。

一是评估自身对热刺激的反应，对感觉迟钝的人，要给予特别注意。

二是热疗时要准确测量水温，一般以水温50℃为宜。

三是寒冷季节要正确使用热水袋，灌水量在2/3或1/2即可，使用前检查水袋有无漏水，使用时应注意用毛巾包裹水袋，避免与皮肤直接接触，并及时更换部位。

四是日常生活要小心谨慎。如从炉火上移动热锅时，应该戴上防烫伤的手套。最好将开水壶放在不易碰到的地方。要认识到油是易燃的，在高温下会燃烧，万一锅中的油起火时，千万不要惊慌失措。

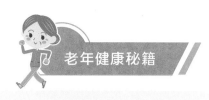

3. 学会急救，比医生快一步

在意外伤害或危重急症发生时，在获得专业医疗救助之前，如果能在事发现场提供及时有效的初步救助措施，会降低疾病的风险，提高预后质量。因此，无论是老年人自身，还是老年人的家属，都应该掌握一些急救常识。

使用医疗急救电话

◆ 1.急救电话号码

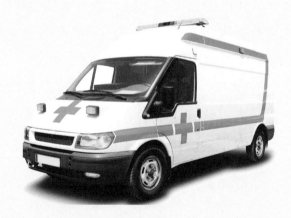

（1）120：我国统一的医疗专用急救电话号码是120，24小时有专人接听，接听后会迅速派出急救人员和救护车，是向急救中心呼救最便捷的方法，目前大部分城市和区县均已开通。有的城市还推出急救视频120自救互救服务，在拨打120或下载相关App后，医务人员可通过视频远程指导现场人员自救、互救，为抢救生命赢得宝贵时间。

（2）999：北京市红十字会于 2001 年 9 月 19 日启用 999 急救电话，作为 120 占线时的备选号码。目前北京市已逐步推进 120、999 两个急救系统的整合，实现统一调度。

（3）110：部分城市已实行 110 与 120 联网，拨打 110 也可得到救护，特别是刑事案件、纠纷、意外事故，不仅可以提供救护车急救，还可送到其管辖的法检医院，帮助进行伤情鉴定。

（4）其他：远郊区县的院外急救都是由当地的区县医院负责，可通过 114 或 120 电话询问本地区县医院的专用急救电话号码。

◆ 2. 拨打原则

医院外发生的急危重症均可拨打医疗急救电话，拨打急救电话时，遵循"切勿惊慌、保持镇静、讲话清晰、简练易懂"的 16 字原则。通话后，若不知道如何描述，则按照接线员的提问有序回答，切勿因惊慌而延误时间。

◆ 3. 描述内容及处理步骤

（1）身份：确定对方是否是医疗急救中心；

（2）地址：详细描述患者所在地址，如果是在家中需要具体到门牌号，户外需要具体到明显的公共标志、设施或标志性建筑；

（3）病情：描述患者主要病情，如昏迷、大出血、抽搐等，方便急救人员做好救治设施准备；

（4）个人信息：呼救者的姓名、电话，方便救护人员联系；

（5）事故缘由：若是由坍塌、煤气泄漏、食物中毒等事故导致的成批患者，需报告事故缘由和大致的患者数量，方便急救中心集中调度车辆人员及医院；

（6）专人接应：应有人在小区门口或交叉路口等候，引导救护车进入，若人手不足则需陪护在患者附近，不得离开现场；

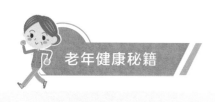

（7）物品准备：包括药品、衣物、医保卡（或银行卡、现金）、可疑药品（服毒患者）、离断肢体（断肢伤员）等；

（8）疏通过道：疏通搬运患者的过道，便于急救人员搬运（不要随意挪动患者，以免加重病情，可在120接线员的指导下依据病情需要适当调整患者体位）；

（9）再次呼救：如果20分钟内救护车仍未出现，可再次拨打120；

（10）医院选择：首先是就近原则，其次可考虑医院专科特色。

心肺复苏急救

心肺复苏是针对呼吸、心搏骤停的急危重症患者合并使用人工呼吸、胸外按压来进行急救的一种技术，主要目的是让患者尽快恢复自主呼吸和循环功能。

◆ 施救原则

呼吸、心搏骤停，血液循环无法保持，大脑供氧不足，超过4分钟，脑组织会发生永久性损害，超过10分钟就会出现脑死亡。突发事件发生时，需要身边人第一时间进行紧急救助，把握"黄金四分钟""白金十分钟"原则。

◆ 适用范围

溺水、心肌梗死、触电、车祸、药物中毒、气体中毒等导致呼吸停止和心脏停顿的，必须在现场进行心肺复苏救治，而不能仅仅只是等待医护人员的救助。

◆ 操作方法及步骤

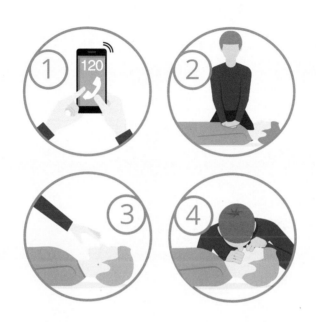

（1）拨打急救电话：简要说明所处位置和情况。

（2）胸外按压：进行胸外按压时，施救者将一只手掌根放在患者胸部正中、两乳头连线水平（即胸骨下半部），双手掌根重叠，十指相扣，掌心翘起，双上肢伸直，上半身前倾，以髋关节为支点，用上半身的力量垂直向下按压30次。按压深度成人为5～6厘米，儿童约5厘米（或1/3胸径厚度），婴儿约4厘米（或1/3胸径厚度），按压频率100~120次/分，保证每次按压后胸廓完全回复原状。

（3）开放气道：患者取仰卧位，抢救者一手置于其前额，以手掌小鱼际侧用力向后压，以使其头后仰，另一手的食指和中指放在下颌骨的下方，将颏部同时向前抬起。

（4）人工呼吸：口对口人工呼吸（婴儿口对口鼻）2次，每次约1秒，吹气时应见胸廓隆起。30次胸外按压和2次人工呼吸

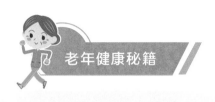
为 1 个循环，每 5 个循环评估一次患者呼吸和脉搏。如恢复自主呼吸和心跳，将其翻转为侧卧位，密切观察生命体征；如未恢复，继续实施心肺复苏，直到患者恢复自主呼吸和心跳，或专业急救人员到达现场。

气道异物梗阻急救

食物或其他物体进入气道后会导致气道阻塞，造成机体缺氧，严重时可引起窒息死亡。如发生气道梗阻，应立即拨打 120 急救电话。对不完全气道梗阻者，应鼓励其用力咳嗽。

对于完全气道梗阻者，在等候 120 救援人员到来期间，应立即同步采用腹部冲击法急救。

❖ 腹部冲击法：

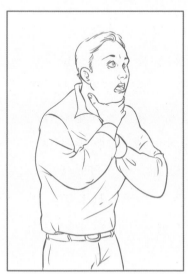
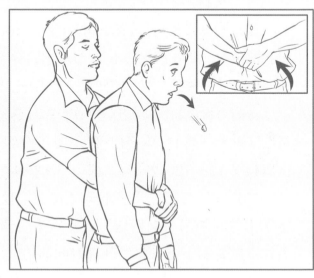

施救者将双臂分别从患者两腋下前伸并环抱患者。一手握拳，另一手从前方包住该拳，使拳眼贴在患者肚脐上方 1~2 横指处，用力向患者上腹部的内上方连续冲击，直到异物被排出。

如果患者失去意识，出现呼吸、心搏骤停，应立即将其平放在地上，开始实施心肺复苏。

止血与包扎

当有人受伤、伤口出血不能很快停止时，就要采取措施止血。常见的止血方法有以下几种。

◆ 一般止血法

针对小的创口出血，可用无菌纱布、清洁的布块或毛巾直接压迫伤口处，压迫时间约 10 分钟。或者用酒精消毒后，用消毒纱布当绷带扎紧包扎。

◆ 指压止血法

此方法一般适用于较大动脉出血的情况，为短暂止血应急措施。用拇指压住出血的血管上方（近心端），使血管被压闭住，中断血液。

◆ 加压包扎止血法

当四肢、头顶、躯干等体表血管外伤时，导致一般小动脉和静脉出血，可用加压包扎止血法。先用酒精或碘酒消毒，然后再用消毒纱布盖在伤口上，用绷带缠紧包扎，使伤口受压，一般中小出血经过这样的处理后，就能够止住血液外流。需要注意的是，操作时要消毒，防止伤口感染。

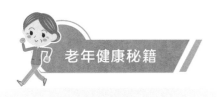

◆ 止血带止血法

止血带止血法一般适用于四肢大动脉的出血。止血带有橡皮止血带（橡皮条和橡皮带）、气性止血带（如血压计袖带和布制止血带）。使用时每隔 40 ～ 50 分钟要放松 3 分钟左右，要准确记录好止血带捆绑的具体时间。对于止血带的使用部位，当患者上臂外伤大出血时应扎在上臂的上 1/3 处，前臂或手部大出血时应扎在上臂的下 1/3 处，注意不能扎在上臂的中 1/3 处，因该处神经走行贴近肱骨易被损伤。下肢外伤大出血时，应扎在大腿中上部。

对于较小的外伤出血，使用一般止血方法即可，如果伤口较大或者较严重的出血，在进行紧急处理后，要及时到医院处理。

除了及时止血外，及时正确的包扎也可以达到压迫止血、减少感染、保护伤口、减少疼痛，以及固定敷料等目的。在实际操作中，一定要注意包扎要松紧适宜。如果在包扎前条件允许，须用酒精、碘伏消毒液等清洁消毒伤口。

◆ 三角巾包扎法

一般家庭没有三角巾，但其在急救时用途较广，故应配备。三角巾制作很简单，用一米见方的布，从对角线剪开就成了两条三角巾。三角巾分顶角、底角、斜边和底边，在顶角上加带子，便于包扎时使用。三角巾应用灵活，包扎面积大，各个部位都可使用。

用三角巾包扎时，边要固定，角要拉紧，中心伸展，包扎要贴实，打结要牢固。

（1）头部帽式包扎法：将三角巾底边折出 3 ～ 5 厘米宽的边，正中点平放在前额眉上，顶角向后拉盖住头顶，然后两底边沿两耳上方向后拉至枕部下方，左右交叉压住顶角，再将两底边经耳上绕到前额打结，最后将顶角向上掖入交叉处。

（2）胸部包扎法：将三角巾底边横放于伤侧胸，顶角上拉经伤侧肩至背后，把左右两底角拉到背后，在顶角正下方打结，再和顶角相结。

（3）手部包扎法：将三角巾底边横放在腕部下面，手掌向下放在三角巾中央，再将顶角反折盖住手背，然后将两底角交叉压住顶角，在腕部绕一周打结，再将顶角折回打结内。

❖ 绷带包扎法

用绷带包扎伤口，目的是固定盖在伤口上的纱布，并有压迫止血的作用，还可以保护患处。

（1）绷带环形法：是绷带包扎法中最基本、最常用的，一般小伤口清洁后的包扎都可用此法，适用于多个部位的伤口出血包扎。方法是：第一圈环绕稍做斜状，第二圈、第三圈做环形，并将第一圈斜出的一角压于环形圈内或将带尾剪开成两头打结。

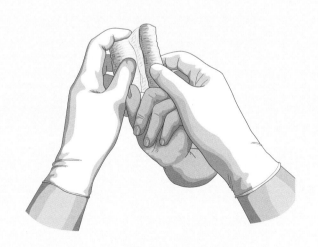

（2）螺旋包扎法：先按环形法缠绕两圈，从第三圈开始上缠，每圈盖住前圈 1/3 或 1/2 呈螺旋形，最后以环形包扎结束。

（3）"8"字绷带包扎法：适用于手掌、踝部和其他关节处伤口。选用弹力绷带最佳。包扎时从腕部开始，先环行缠绕两圈，经手和腕"8"字形缠绕，最后将绷带尾端在腕部固定。

（4）回返包扎法：用于包扎头部、肢体末端或断肢部位。方法为沿手腕环形包扎两周，右手将绷带向上反折与环形包扎垂直，先覆盖残端中央，再交替覆盖左右两边，左手固定住反折部分，每周覆盖上周 1/3 ～ 1/2，再将绷带反折环形包扎 2 周固定。

4. 接种疫苗是预防传染病最经济、最便捷的途径

一提到疫苗，很多人会认为那是给小孩子打的，小时候打完，以后就不用管了。其实，有很多疫苗，成人也是需要接种的。特别是老年人，随着年纪增大，大多患有基础性疾病，对环境适应力较差，免疫系统不如年轻时那么灵敏、高效地抵抗病原微生物侵扰，很容易患上传染病。因此，老年人其实和小孩子一样，是很多疫苗的重点接种人群，接种一些疫苗，对保持身体健康是有很大好处的。

流感疫苗

流感是由流感病毒引起的一种急性呼吸道传染病，严重危害人类健康。流感病毒易变异，传播迅速，每年可引起季节性流行，在学校、托幼机构和养老院等人群聚集的场所可暴发疫情。

老年人和慢性基础疾病患者等高危人群，患流感后易引发更严重的疾病。因此，老年人是感染流感病毒的高风险人群，也是接种流感疫苗的重点人群。

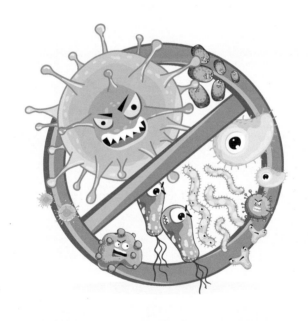

每年接种流感疫苗是预防流感最有效的手段，可以显著降低接种者罹患流感和发生严重并发症的风险。

❖ 流感疫苗的类别及组分

我国现已批准上市且适合老年人接种的流感疫苗包括三价灭活流感疫苗和四价灭活流感疫苗。

三价灭活流感疫苗包括 3 种组分：A（H3N2）亚型、A（H1N1）亚型和 B 型毒株的一个系。

四价灭活流感疫苗包括 4 种组分：A（H3N2）亚型、A（H1N1）亚型和 B 型 Victoria 系、Yamagata 系。

◆ 接种程序

每个流行季（每年 8 月至次年 3 月）接种一剂次。

通常接种流感疫苗 2～4 周后，可产生具有保护水平的抗体，6～8 月后抗体滴度开始衰减；加上流感病毒本身容易变异，所以建议老年人应每年接种流感疫苗。

◆ 接种禁忌

对疫苗中所含任何成分过敏者禁止接种。患有伴或不伴发热症状的轻中度急性疾病者，建议症状消退后再接种。

◆ 接种时间

我国各地每年流感活动高峰出现的时间和持续时间不同，为保证受种者在流感高发季节前获得免疫保护，建议最好在 10 月底前完成免疫接种；若在 10 月底前未接种，整个流行季节都可以接种。

同一流感流行季节，已按照接种程序完成接种的老年人，无须重复接种。

肺炎球菌疫苗

肺炎链球菌通过呼吸道飞沫传播，常临时定植于人体的鼻咽部导致自体感染。老年人被感染后容易引发鼻窦炎、中耳炎，甚至肺炎、脑膜炎、菌血症等严重疾病，并可能引起慢性疾病的急

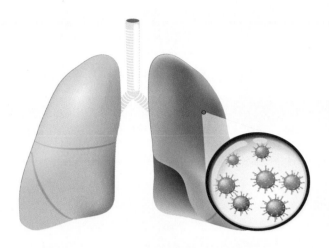

接种肺炎球菌疫苗可预防因肺炎链球菌引起的肺炎

性发作，影响身体健康。因此，老年人接种肺炎球菌疫苗可降低因感染肺炎链球菌引起的疾病风险。

❖ 肺炎球菌疫苗预防的疾病及适用人群

适用于老年人接种的肺炎球菌疫苗是：23 价肺炎球菌多糖疫苗。

该疫苗预防覆盖 23 种肺炎球菌血清型可感染的疾病。仅预防因肺炎链球菌感染引起的肺炎，对于病毒、支原体、衣原体、寄生虫等病原体引发的肺炎没有预防作用。

患有高血压、糖尿病、慢性肺部疾病的老年人，免疫功能低下，都是感染肺炎链球菌的高危人群，在基础疾病稳定时可接种肺炎链球菌疫苗。

❖ 接种程序

接种 1 剂次。

老年人在首次接种 4 年后复种，效果更好。

肺炎球菌疫苗可与流感疫苗同时接种。

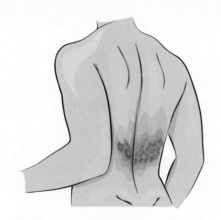

带状疱疹疫苗

水痘 – 带状疱疹病毒感染人体后可导致两种疾病的发生。

初次感染时表现为水痘，多见于婴幼儿和儿童，痊愈后，水痘症状虽然消失，但病毒会长时间潜伏在人体神经节处。

随着年龄的增长，尤其是老年人，免疫功能会逐渐下降，蛰伏多年的病毒会再次激活，引发另一种疾病——带状疱疹。

带状疱疹是一种急性感染性皮肤病

◆ **带状疱疹会严重影响生活质量**

带状疱疹是一种急性感染性皮肤病，俗称"缠腰龙""蛇盘疮"，皮疹常沿身体一侧的周围神经呈带状排列，并伴剧烈疼痛。年龄越大神经损坏越严重，疼痛越剧烈，一旦导致带状疱疹后遗神经痛，将持续、反复发作，严重影响生活质量。

带状疱疹多见于成人，尤其是 50 岁以上的中老年人。而且随着年龄增大，发生带状疱疹的风险越大，病情越重。

老年人接种重组带状疱疹疫苗可预防带状疱疹及其引起的并发症。

❖ **接种程序**

带状疱疹疫苗适用于预防带状疱疹，不适用于预防原发性水痘。适用人群为 ≥ 50 岁者。

肌肉注射，接种 2 剂次，各 0.5 毫升；两剂次间隔 2 个月。

破伤风疫苗

老年人在户外活动或劳作时，出现被锐器切割、刺伤，或被动物咬伤，如果伤口被泥土或动物体液污染时，除了需就诊处理伤口外，还需要进行彻底清创，并及时接种破伤风疫苗。

破伤风是一种感染性疾病，是破伤风梭状芽孢杆菌通过皮肤或黏膜破口侵入人体，繁殖并产生毒素，引起全身骨骼肌持续强直性收缩和阵发性痉挛。在无医疗干预的情况下，病死率接近 100%。

❖ **接种程序**

从目前的情况来看，大多数老年人在童年时期未完成破伤风成分疫苗的规范全程接种，因此，在必要时应按照全程接种程序进行免疫。

全程接种程序为 3 剂次，第 1 剂与第 2 剂间隔 4 ～ 8 周，第 2 剂与第 3 剂间隔 6 ～ 12 个月。

通过上臂三角肌肌内注射。

狂犬病疫苗

狂犬病是病死率近乎 100% 的传染病，临床上没有特异性的治疗方法，一旦发病，生命不可挽救。及时规范地处置伤口、足

量使用被动免疫制剂和全程接种疫苗可有效预防狂犬病的发生。

◆ 伤口分级

被温血哺乳动物抓伤或咬伤，伤口、黏膜被舔舐后，都有感染狂犬病的可能。伤口分为三种不同的暴露级别。

Ⅰ级暴露：接触或喂养动物，或完整皮肤被舔舐，或完好的皮肤接触狂犬病动物、人狂犬病病例的分泌物或排泄物。在确认接触方式前提下，一般不需处置。

Ⅱ级暴露：裸露的皮肤被轻咬或无出血的轻微抓伤、擦伤。需要及时处理伤口并规范接种狂犬病疫苗。

Ⅲ级暴露：单处或多处贯穿皮肤的咬伤或抓伤，或破损的皮肤被舔舐，或开放性伤口、黏膜被唾液污染。需要及时处理伤口，并注射足量的狂犬病被动免疫制剂和规范接种狂犬病疫苗。

◆ 处置伤口

受伤后，应用肥皂水（或其他弱碱性清洗剂）和一定压力的流动清水，交替清洗咬伤或抓伤的每处伤口至少 15 分钟。并及时前往狂犬病暴露预防处置门诊进行伤口的处置等后续预防措施。

切忌自行用食盐、酒精等随意涂抹。

切忌用口吮吸伤口处的血液或组织液。

切忌包扎。

◆ 接种程序

目前使用的暴露后狂犬疫苗接种程序有两种："0-7-21"的"2-1-1"四针法，即在 21 天内完成 4 针次疫苗接种；"0-3-7-14-28"五针法，即在 28 天内完成 5 针次疫苗接种。

除了上述疫苗外，老年人还可根据自己的身体状况，选择接种乙肝疫苗、戊肝疫苗、新冠病毒疫苗等，以预防不同的传染病。

接种疫苗前后注意事项

◆ 接种前

接种前应休息好，避免空腹接种，防止因疲劳或饥饿而发生意外。带好身份证，做好个人防护前往接种门诊。

接种前应主动告诉医生自己曾经的疾病史、过敏史、药物史，以前接种疫苗后是否出现过不良反应，本次接种前身体是否健康。

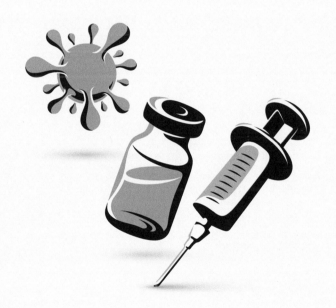

◆ 接种后

1. 接种后应在接种门诊留观至少30分钟。留观时，若出现任何不适，如心慌、面色苍白、出汗、四肢湿冷、皮疹、面部或喉部肿胀、呼吸困难等症状，应立即告诉医护人员。

2. 接种后应多休息，多饮水，不熬夜，尽量避免剧烈运动和饮酒，保持接种部位干净卫生，不挤压按摩，以防局部感染。对

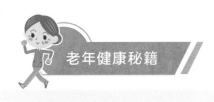

于需要接种多针次的疫苗，应按照接种医生的预约时间，按时完成接种，确保全程规范接种，以获得最佳免疫效果，有效预防疾病，保护健康。

3. 接种后 24 小时内，少数人的接种部位可能会出现疼痛、触痛、红肿和瘙痒，多数情况下于 2 ～ 3 天内自行消失；也可能出现一过性发热，通常情况下体温不会超过 38.5℃，短期内自行消失，不需处理。这些一过性、较轻微的局部或全身症状为接种后的一般反应，任何人在接种任何疫苗后都有可能出现这些症状。

4. 极个别人还可能会出现高热、持续发热数日或其他更严重的情况，应及时去医院就诊，以防延误病情。除对症处理、积极治疗外，还应及时向接种单位报告。

◆ 哪些情况不能接种

如果正处于急性疾病（如发热、腹泻、呼吸道感染、皮肤疾病等）、严重慢性疾病或慢性疾病的急性发作期，应暂缓接种疫苗。

对于疫苗所含的任何成分若存在过敏，视为禁忌，不应接种。

根据疫苗说明书的要求，结合老年人身体状况，按照接种医生的建议，选择是否接种。

5. 预防外出风险，一些设备可在关键时刻起作用

GPS 出行设备功能丰富

截至 2021 年，我国 60 岁以上老年人口已超过 2.5 亿，老龄化进程加快。无论是在农村还是在城市，子女外出就业、双职工家庭增加、工作加班频繁等原因，造成了很多"空巢"现象。外出是空巢老人排解孤独的一大方式，于是老年人的出行健康与安全也应成为日常关注的重点。

针对老年人的出行问题，配备 GPS 的出行设备应运而生，并且随着科技的发展，整合于其中的模块越来越丰富，增加了很多实用性功能，以满足不同场景的需求。

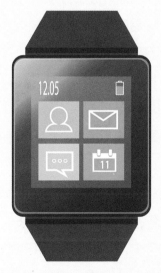

老年人外出时最好佩戴 GPS 出行设备

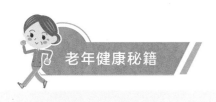

GPS出行设备大多以手环、手表的形式出现，最核心的模块是定位模块：用于实时获取出行辅助器的位置，当老人身体出现异样时，微处理器可将出行辅助器的位置信息通过信息传输模块传输到管理后台处，其后台管理人员能够准确找到老人所处的位置，避免意外的发生。这个模块的功能简单而重要，防止出门在外的老人走失。看护人可以实时监测到老人的位置，一旦发现老人遛弯的路线出现了偏差，便可以主动通过手机或者定位找到老人。

部分带有GPS功能的智能手环或手表还通过加速感应器和陀螺仪实现了"摔倒检测"功能。

医疗急救卡应随身携带

无论是城市还是农村，现在的道路建设都交错纵横，使得出行变得越来越方便。但对于一些头脑、身体都逐渐老化的老年人来说，单独外出很容易走失、突然发病，或者发生其他意外。因此，给老年人准备医疗急救卡就很有必要。

急救卡也叫联系卡、信息卡等。卡片有很多形式，但共同点是热心路人、急救人员可以通过卡片上的详细信息，将老人送回家人身边或是采取急救措施，避免意外的进一步发生，往往可以挽救老人的生命。

急救卡上的主要内容应包括基本信息和健康信息两部分。基本信息应有老人的姓名、年龄、住址、家人的联系电话等。健康信息包括血型、既往病史、过敏史、用药情况等，还可注明有无安装心脏起搏器、钢板等。经常用药者要标注急救药的放置位置，并写上请求帮助的字样。例如，高血压患者可在卡片上标注"不要随便移动身体，及时拨打急救电话"；哮喘患者可注明"需搀扶坐起，并喷上吸入剂"等。

纸质的急救卡最好选择较厚耐磨的淡色硬纸片，外面用塑料袋包好，防止雨淋、受潮，以便妥善保存。

急救卡可以挂在老年人的脖子上或戴在胸前，或是和急救药品一起放在外衣口袋里，总之要放在显眼、容易被人发现的地方。此外，老年人要根据急救卡上描述的病情，随身用药盒装好药品，如心脑血管疾病患者要携带适量硝酸甘油舌下片、辛伐他汀片等；糖尿病患者要携带适量降糖药等；严重的呼吸道疾病患者要随身携带相应的喷雾剂。